専門家が
しっかり教える

図解

やせる
食べ方

ダイエット専門鍼灸院 ハリエット総院長

関口 賢

日本文芸社

はじめに

人間は食べずには生きられませんが、食べ過ぎることで不健康にもなります。そこで、健康を手に入れながら、さらにやせられる食べ方を本書でご紹介します。

初の著書となる『月曜断食』を世に送り出してから、早いもので4年以上が経ちました。この間、「何をしてもやせない」と悩む、多くのダイエット難民を救ってきたという自負が僕にはあります。その一方で、断食に強い抵抗感を示す人がいることも感じています。

いまや断食は、やせて細胞レベルから健康になれることが数多くの研究で明らかになっていますし、難しい論文を読まずとも、断食によって得られる心身へのポジティブな影響を、僕自身がこの目でたくさん見てきました。

しかし、断食を一度も試すことなく「自分には無理」と遠ざ

2

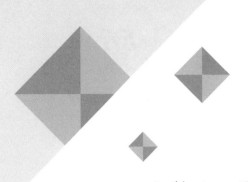

けてしまう人が多いのも現実です。それを残念に思うのと同時に、どうしたら気楽に取り組んでもらえるかをずっと考えてきました。そして誕生したのが、"ずぼら断食"です。

ずぼら断食は、体の状態や自身の希望、あるいはライフスタイルに合わせて選べる4つの断食メニューで構成されています。なんとなく不調を改善したい人なら、週1回だけ夕食をスープにする「8時間断食」で問題ありません。これほどゆるい断食でも、ちゃんと体は応えてくれることをモニターの人たちが証明しているからです。

断食のハードルは限りなく低く、完璧は求めない"ずぼらマインド"で、どなたでも気軽に実践できるのが、ずぼら断食の新しさであり、よさでもあります。少しでも興味が出てきたら、ものは試しです。さっそく、始めてみましょう！

ダイエット専門鍼灸院 ハリエット総院長　関口賢

正常に戻してやせ体質に！

化して本来のサイズに戻すことで健康的かつ楽にやせられます！

ずぼら断食ってそもそも何？

＝

胃腸を休ませる時間をつくるだけなのに
最強にやせる食べ方 のこと

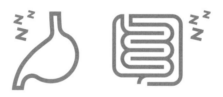

1週間に 1回でOK！	お金が かからない！	リバウンド しにくい！

1週間に1回、食べない時間をつくって胃腸をしっかり
休ませるだけで、脂肪を蓄積する太りやすい体質から
燃焼するやせやすい体質に変えることができます。

"ずぼら断食"で胃のサイズを

今まで好き放題に食べて肥大化した胃を、ずぼら断食で正常

食べ過ぎると胃は肥大化してしまう！

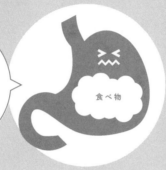

通常、成人の胃が最大限に膨らむと約2ℓの内容物が入ります。

食べ過ぎの生活を続けていると、胃の収縮する力が弱まって次第に肥大化します。さらに、たくさんのエネルギーが消化に使われて体の修復などが疎かになり、その結果、心身の不調を招くことに。

本来のサイズであるこぶし2つ分に戻す！

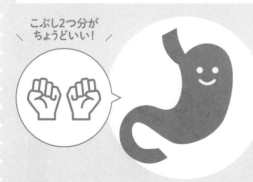

こぶし2つ分がちょうどいい！

ずぼら断食で胃腸を休め、胃の大きさを適正サイズに戻すことで胃腸の負担が軽減。消化に費やしていたエネルギーが全身にめぐって体の修復が進み、やせ体質と健康な心身が手に入ります。

断食"で最高の体に

を身につけ、太りにくい体質へと変えて健康になる食養生です。

＼ ずぼら断食で ／

自律神経が整う

- ➡ 眠りの質がよくなる
- ➡ 気分が安定する
- ➡ 腸の働きがよくなる

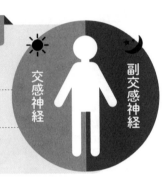

交感神経　副交感神経

＼ ずぼら断食で ／

脳が活性化

- ➡ 頭の回転がよくなる
- ➡ 決断力・集中力が上がる

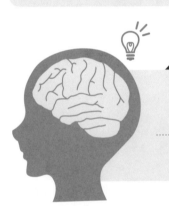

＼ ずぼら断食で ／

内臓脂肪を減らして病気を予防

- ➡ 生活習慣病の予防
- ➡ 動脈硬化の予防

週1回の"ずぼら

ずぼら断食はただ体重を落とすだけでなく、体にやさしい食べ方

胃腸が休まり体が活性化

➡ 体の修復力・回復力がアップ

➡ 疲れにくくなる

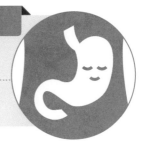

＼ スイスイ！ ／

血流がよくなる

➡ 肩こり、頭痛の改善

➡ 生活習慣病の予防

✎血流➜

腸内環境が整う

➡ 繰り返す便秘や下痢の改善

➡ 免疫力が上がる

➡ 肌つやがよくなる

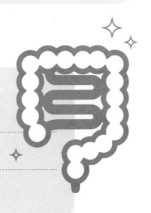

出て健康的にやせる！

3回目で睡眠の質がよくなったのを実感

もっと早く自覚される方も多いですが、3回目あたりから睡眠の質が上がったことにともない寝起きがよくなります。日中のパフォーマンスが大幅に向上し、代謝もアップ！

さらに
続けてみよう！

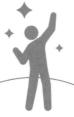

4回目で−5kg前後の減量も夢ではない

ずぼら断食前の生活や体質にもよりますが、24時間以上の断食に取り組んだ場合、4回目（1ヵ月）で5kg以上の減量に成功するケースも少なくありません。

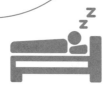

3回目

4回目

驚くほどすぐに効果が

1回の断食で−1kg でも驚かない！

一喜一憂する必要はありませんが、事実として、1回の断食で体重が1kg前後減ることも珍しくありません。目に見える結果が、続けるモチベーションに！

たった1回で 味覚に変化

1回目を終えると、ほとんどの人が味覚の変化に気づきます。鈍くなっていた味覚が繊細になり、好みがうす味に変わってやせモードへとチェンジ！

2回目のずぼら断食で 生理痛が改善した人も

ずぼら断食は、結果が現れるのが早い！ 数字で測れる体重などだけではなく、体調面、美容面、メンタル面での変化もたくさん感じられるから続けやすい。

2回目

1回目

断食メニューはどれ?

全体でいくつチェックがついたか数えてみましょう。

メンタル

☐ 最近、イライラしがち

☐ 寝つきがよくない、または寝ている途中に目が覚めてしまう

☐ 自分に自信が持てない

☐ 生活全般においてルーズになりがち

☐ 朝、すっきりと起きられない

☐ 思考力や記憶力が低下してきている自覚がある

体調・体質

☐ 血圧、コレステロール、中性脂肪、
　　血糖値の中で数値の高いものがある

☐ 花粉症やアトピーなどのアレルギーがある

☐ 食後、眠気と闘うことがよくある

☐ 風邪を引きやすいほうだ

☐ 最近、疲れやすくなったと感じている

☐ 髪の毛が薄くなってきた

あなたにおすすめの

「食生活」「体調・体質」「メンタル」の各質問に答えて、

食生活

- ☐ お腹がいっぱいになるまで食べる
- ☐ お腹が空いていなくても時間になれば食べる
- ☐ 毎食、ごはん、パン、麺類などの炭水化物を必ず食べる
- ☐ 大盛り無料の店では迷わず大盛りを注文する
- ☐ 夕食を食べ終えてから2時間以内に就寝することが多い
- ☐ 1週間のうち間食をしない日のほうが少ない

チェックの数が……

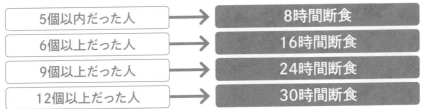

5個以内だった人	→	8時間断食
6個以上だった人	→	16時間断食
9個以上だった人	→	24時間断食
12個以上だった人	→	30時間断食

ここもチェック！

BMIが標準範囲内で体脂肪率が右の表の基準を下回る人、ダイエットを目的としていない人は、チェックがついた数に関係なく、8時間断食、または16時間断食で体調を整えることを優先させましょう。

	20代	30代	40代	50代〜
男性	16%	17%	18%	19%
女性	22%	23%	24%	25%

※ BMI＝体重kg ÷（身長m）²
日本肥満学会の定めた基準では、18.5未満が低体重（やせ）、18.5〜25未満が普通、25〜30未満が肥満1、30〜35未満が肥満2、35〜40未満が肥満3、40以上が肥満4に分類される。

の断食メニュー

とめた第3章を必ず読んでから、第4章の実践ページへと進んでください。

24時間断食

2～3kgの
減量をしたい人向け

空腹の時間を長くキープすることで、効率よく脂肪を燃焼させます。何をしても体重が減らない、あとちょっとがなかなかやせられない、という人におすすめです。

30時間断食

大幅減量を
目指す人向け

体への刺激が大きい分、体質改善までのスピードがもっとも速いのが30時間断食。様々な不調を改善したい、体脂肪をしっかり落としていきたい人はこちらを。

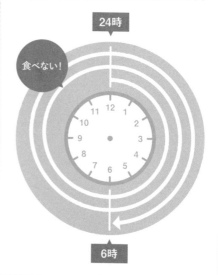

1ヵ月で-5kg!? 体験者の声 →P.111

"ずぼら断食"4つ

自分に合う断食メニューが見つかったら、実践にまつわる注意点などをま

8時間断食

体調・体質改善を
したい人向け

夕食を消化のよいスープだけにすることで、睡眠の質や成長ホルモンの分泌量がアップ！すっきりした目覚め、体の軽さ、肌の調子のよさなどが感じられるはずです。

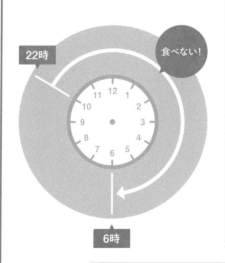

16時間断食

体重増加を
止めたい人向け

じわじわと体重が増加していたり、体のゆるみが気になり出した人は、昼食以降を水だけで過ごす断食。睡眠中に脂肪をエネルギーに変えることで脂肪燃焼を促します。

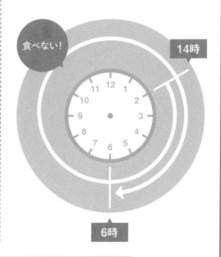

やせた＆快調に！ 体験者の声 →P.105

※各断食の時間のグラフは一例です。

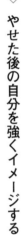

第
4 章

目的別 ずぼら断食おすすめプログラム

Column

Column

目次

『食べない』ことが最高に体によい理由

第1章

なぜ、ずぼら断食が体にプラスの変化をもたらすのか。あふれる情報に惑わされることなくやり抜くために、まずは理解するところからスタートしましょう。

あなたは適量？
いつもの食事量をセルフチェック

「そんなに食べていないのに体重が減らない」「カロリーを抑えて食べているはずなのに太ってしまう」という声をよく耳にします。

努力している人には酷かもしれませんが、食事に気をつけているつもりでも、じわじわと体重が増えていく、あるいは、理想の体重以上の体重がありなかなか減らないという場合、自覚のあるなしに関わらず、食べ過ぎていることがほとんどです。

食べ過ぎと聞くと、食べる量をイメージする人が多いと思います。確かに、お腹がパンパンになるまで食べればそれは食べ過ぎです。ですが、油たっぷりの揚げ物や炭水化物が多

めの食事など、次の食事までに胃で消化しきれないようなものを食べたり、量が少なくてもその日の活動量で消費しきれないくらい高カロリーなものを食べたりした場合も、実は食べ過ぎなのです。

ずぼら断食で体を改善していくにあたり、まずはスタートラインに立つことから始めましょう。ダイエットの基本でもありますが、やせたいと思ったら自分の食生活を把握すること。左ページの「食べ過ぎチェックリスト」を使うと、簡単にセルフチェックができます。食べ過ぎなのか、食べ方のクセがあるのかを確認してみてください。

食べ過ぎチェックリスト

普段の食生活を振り返りながら、下記の設問に答えましょう。

☐ 1日3食、ほぼ決まった時間に食べている

☐ 舌にたっぷりと白や黄色の苔(こけ)がついている

☐ 満腹になるまで食べないと食べた気がしない

☐ 午後のおやつ、または夕食後のデザートやスナックがルーティーン

☐ 食べてから2時間以内に眠ることがよくある

☐ 早食いの自覚があり、大低20分以内で食べ終わる

☐ 昼食から1〜2時間後に強い眠気を感じることがしばしばある

☐ よく噛んで食べようと意識したことがほぼない

☐ 唐揚げやコロッケなど油で揚げた料理が大好き

☐ 毎日、夕食に炭水化物(ごはん、麺類、パン、粉物など)を食べている

3個以上チェックがついたら、食べ過ぎている可能性大。
ずぼら断食をきっかけにこれまでの食習慣を見直して、
体に負担をかけない食べ方を身につけましょう。

食べ過ぎが引き起こす
謎の体調不良

疲れやすさやだるさなど、病名のつかない不調の原因は何か。これまでにあらゆる可能性を探ってみましたが、毎回、結論は同じ。

その原因は、「食べ過ぎ」にあります。

食べたものは胃腸で消化吸収されます。胃での消化時間は平均2〜3時間、脂っこい食事だと4〜5時間。そこからさらに消化吸収が進み、排泄までに24時間以上かかります。

つまり、次から次へ食べ物を口に運んでいると胃腸は休む暇がありません。それどころか、フル稼働でも消化が追いつかず、胃腸で食べたものが渋滞を起こす可能性があるのです。体全体で使われるエネルギーのうち、お

よそ4割を消化活動に使っているともいわれ、その間、吸収や代謝に回るエネルギーは削られてしまい活動が疎かになります。

その結果、食べていても常に栄養不足状態になるので過食気味になり、消化が間に合わず胃腸が詰まると栄養の行き場がなくなるので体は脂肪を蓄えやすくなります。さらに、排泄が滞ると腸内環境が悪化して免疫力が低下、血流が悪くなると全身に栄養が行き渡らず代謝が低下するなど、悪循環に陥ります。

普段の何気ない食事でも、実は現代人は食べ過ぎの傾向にあります。休肝日を設けるように、"胃腸の休息日" が必要なのです。

食べ過ぎで胃腸は大渋滞

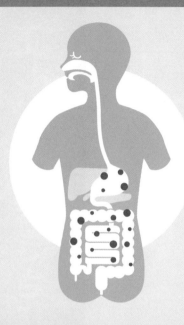

食べ過ぎが続くと腸で使うエネルギーが足りなくなります。すると、必要な栄養を吸収できず体は栄養不足の状態に。足りない栄養を補うためにさらに食べると消化が間に合わず、行き場を失った栄養素が脂肪として蓄えられてしまいます。

食べ過ぎは様々な不調の原因に

食べ過ぎが、次の旺盛な食欲を引き起こすきっかけに。代謝が鈍ってくると腸内環境が悪化し、免疫力、血流、メンタルにも影響を及ぼします。

やる気が
出ない

過食が
止まらない

便秘や下痢が
多くなる

免疫力が
低下する

肩こりや
腰痛が起こる

正しい胃の大きさに戻せる

あなたの胃は食べ過ぎで大きくなっている可能性があります。胃の大きさは、握りこぶし1〜2つ分くらいのサイズですので、1回の食事でその程度の量を食べれば、本来は満腹感を覚えるはずです。

実際に、両手で握りこぶしをつくってみてください。サイズ感としては、500mlのペットボトルと同じか小さいくらいでしょうか。ですが、胃は伸縮性のある臓器なので、食べた分だけどんどん大きくなっていき、いざとなれば、1・5〜2ℓくらいの量が収まってしまうのです。

大盛りが普通の人は、食事のたびに胃を大きくするトレーニングをしているようなもの。もともと大食いだったのではなく、自ら大食いできる胃に育てたのです。ずぼら断食では、適正量であるこぶし2つ分の食事で満足できる胃に戻していきます。

食べ過ぎの傾向がある人は、得てして背中側の右半分に不調が出がちです。右の肩ばかりがこる、右の背中や腰、股関節に痛みがあるようなら、それは適正量以上に食べ過ぎているという体からのサインです。まだ症状が出ていない人も食べ過ぎを続けていれば、いつか不調が出てしまいますので、今日から早速、胃を労（いた）わっていきましょう。

24

食べ過ぎは胃の肥大化トレーニング!?

食べ過ぎる→胃を肥大化させる→元に戻るを繰り返していると、胃の伸縮性が高まっていき、どんどん胃が大きくなっていきます。

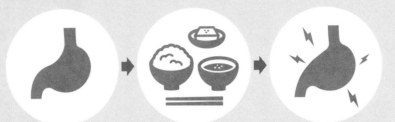

通常の胃のサイズは
こぶし2つ分

食べ過ぎると……

約2ℓの食べ物が収容
できるほど胃は膨らむ

体に表れる食べ過ぎサイン

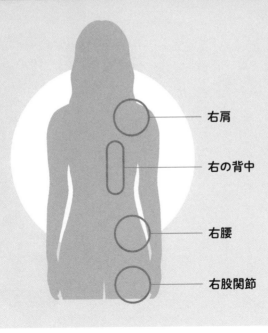

右肩

右の背中

右腰

右股関節

左肩に比べて右肩のこりが強い、右の背中や腰ばかりがはったり、股関節に痛みがあったりなどして、マッサージやストレッチをしても治らないという場合、その原因として食べ過ぎを疑ってみましょう。

胃腸が回復すると体がよみがえる

僕が提唱するずぼら断食は、決して「食べない」ことを推奨しているのではなく、「食べない時間をつくり胃腸を休ませる」ことにポイントがあります。

胃腸を休ませると、それまで消化に使われていたエネルギーが分散されます。すると、吸収や代謝のプロセスが活性化して体の修復が進み、体が本来の機能をとり戻します。しかし食事をすると、消化をスムーズに終わらせようと胃や腸に血液が集まり、ほかの働きが疎かになります。また、消化中は全身に栄養を届けることが最優先となるため、不要な老廃物などの回収が滞りがちになるのです。

つまり、一度の食事の量が多過ぎたり、消化に時間がかかったりするものばかりを食べていると、体の修復や回復、排泄などが後回しになってしまいます。

通常の食事は、胃で消化されるまでに平均2～5時間かかるため、食事と食事の合間におやつなどを食べていたら、体はほとんどの時間を消化に充てることに。そこで、ずぼら断食の出番です。消化を一旦ストップさせ、胃腸が本来の働きをとり戻せば腸内環境が改善。さらに滞っていた血液が全身をめぐって、老廃物の回収もうまくいき、体を内側から元気にしてくれます。

26

胃腸を休めて元気になるプロセス

「朝からだるい」「何もする気が起きない」など、名前のつかない不調やメンタルの改善は、胃を空っぽにすることから始めましょう。

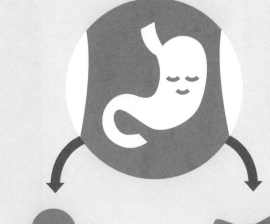

胃を休ませる

全身の血流がよくなる

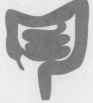

腸の働きがよくなる

吸収・排泄・代謝が高まって 全身の状態がよくなる！

食べないだけで様々な不調が改善

「長年、服用していた頭痛薬が必要なくなった」「ひざの痛みが消えた」「毎回、寝込むほどだった生理痛が軽くなって、動き回れるようになった」「血液検査の数値が主治医も驚くほど改善した」など、ダイエットが目的でずぼら断食に取り組んだ人たちから、健康やメンタルまで改善したという報告をたくさん受け取りました。ただやせるだけでなく、体調が改善したことで人生を楽しめるようになる。これこそが、ずぼら断食が目指すゴールともいえるのではないでしょうか。

ではなぜ、週1回の断食を行うだけで、これほどまでに劇的な変化が起こるのか。最大

の理由として、体質そのものを変えることにより、体をニュートラルな状態に整えられるのが挙げられます。

ニュートラルというのは、エネルギーの偏りがない状態のこと。例えば、肩こり、腰痛、生理痛、冷え性、自律神経の乱れなどは、血行不良が原因であることが多いもの。体の隅々まで血液が行き渡らないのは、ニュートラルな状態とはいえません。このように、体の不調は何かしらの偏りが起き、バランスが崩れている状態です。それらをニュートラルにすることで不快な症状が緩和され、心身ともに健康になっていくのです。

"ほどほど"がニュートラルな体への近道

食べ過ぎ・食べなさ過ぎ、寝過ぎ・寝なさ過ぎ、その偏った状態が不調を招く原因になります。体にとっては、何事もほどほどが理想的です。

ニュートラルな体 = エネルギーのバランスがとれた健康な体

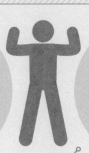

**バランスが崩れて
エネルギー不足に
なると……**
新陳代謝が低下して
元気がなくなる

**バランスが崩れて
エネルギー過剰に
なると……**
新陳代謝が盛んに
なり過ぎて不調になる

寒がり、冷え性
顔色が冴えない、青白い
疲労感がある、行動力が鈍る
食欲が湧かない
低血圧
便秘
気分が落ち込みやすい
むくみ
PMS
など

暑がり、汗っかき
赤ら顔、ほてる
活動的になり過ぎる
食欲が旺盛になる
高血圧
下痢
イライラしやすい
動悸
月経異常
など

すぼら断食で蓄積型→燃焼型の体質へ

ついつい食べ過ぎて太ってしまうという悩みを、多くの人が抱えているのではないでしょうか。では、なぜ食べ過ぎが太る原因となるのか、ここで改めて解説します。

まず、食べ物は胃腸で消化吸収を行いますが、食べ過ぎの状態が続くと消化にばかりエネルギーが使われ、吸収や排出の機能が低下。さらに、代謝も落ちた状態になることで脂肪などの不要なものを溜め込み、体重の増加を招いてしまうのです。加えて、体が重たくなると疲れやすくなる上、動くのも面倒になり、結果として蓄積型の太るサイクルから抜け出せなくなってしまいます。

一方、ずぼら断食で食べない時間をつくって胃腸を休ませると、体の修復や回復にエネルギーが使えるようになります。すると、腸内環境も整って吸収や排泄力が高まり、代謝機能が向上。脂肪を燃焼しやすい体になって、燃焼型のやせる体質へと変化していきます。

このように、ずぼら断食がほかのダイエット方法と異なるのは、ただ単に体重を減らすだけでなく、体を根本から変えていけることです。一度定着すれば、太りにくい体を手に入れるだけでなく、食欲もコントロールできるようになり、リバウンドしにくいというメリットもあります。

ずぼら断食でやせ体質に

食べない時間をつくるという強めの刺激を体に与えることで、蓄積型だった体の歯車がストップし、燃焼型のやせやすい体質へと変えていくスイッチがオンになります。

蓄積型サイクル

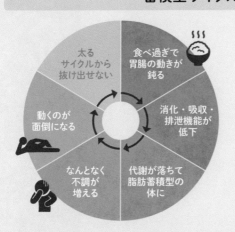

太るサイクルから抜け出せない

食べ過ぎで胃腸の動きが鈍る

消化・吸収・排泄機能が低下

動くのが面倒になる

なんとなく不調が増える

代謝が落ちて脂肪蓄積型の体に

食べ過ぎによって胃腸が疲弊し、排泄や代謝機能が低下して溜め込み型の体質になると、体は重く、動くのが億劫で太りやすくなる蓄積型になります。

燃焼型サイクル

胃腸を休ませると、体の修復と回復にエネルギーが使えるようになるので、体は軽くなり、いつでも動ける準備の整った燃焼型体質に変化します。

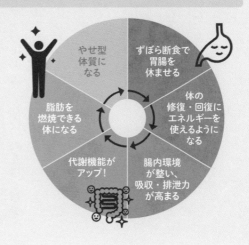

やせ型体質になる

ずぼら断食で胃腸を休ませる

体の修復・回復にエネルギーを使えるようになる

脂肪を燃焼できる体になる

腸内環境が整い、吸収・排泄力が高まる

代謝機能がアップ！

オートファジーを活性化して細胞レベルで若返り

外見を若々しく保つために肌のお手入れはしても、細胞そのものから若返らせようと考える人は少ないかもしれません。

皮膚が一定の周期で生まれ変わるのは、細胞のターンオーバー（新陳代謝）によるもの。同じように、内臓、骨、血管など、全身を構成するおよそ37兆個の細胞も、日々新しく生まれ変わっています。つまり、代謝機能の衰えをゆるやかにし、若々しい細胞を常にキープすることができれば、外見のみならず体の中も若々しくいられるのです。

2016年に大隅良典教授がノーベル生理学・医学賞を受賞した「オートファジーの仕組みの解明」は、まさに細胞の新陳代謝を促進する働きがあることで注目を集めました。

オートファジーとは、体内のたんぱく質をリサイクルする仕組みのこと。細胞内の古いたんぱく質や不要なものを分解して新陳代謝を起こそうとすることから〝細胞のリサイクルシステム〟と呼ばれたりもします。

普通に暮らしていてもオートファジーは働いていますが、**空腹時間が16時間を超え、飢餓状態になると活性化**のスイッチが入り、アンチエイジングの効果がより高まります。ずぼら断食をすると細胞レベルから生まれ変われるので、若々しい体を維持できるのです。

オートファジーって何?

空腹中に活性化する「オートファジー」は、細胞を内部から元気に若返らせて、肌の再生や病気の予防、体質改善などに繋がります。

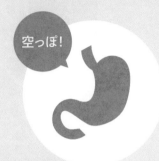

空っぽ!

16時間以上の空腹

普段は、食事から得た栄養素が体のエネルギー源として使われますが、何も食べないまま16時間以上が経過すると、「オートファジー」というシステムが活性化。

細胞内のゴミ掃除

古くなったたんぱく質や壊れた細胞といった不要なものを分解して新陳代謝を促進させたり、病原体などを分解して浄化することで病気から体を守っている。

エネルギーとしてリサイクル

分解した後は、エネルギーとして再利用される。細胞が新しく生まれ変わるためアンチエイジングの効果を高めたり、腎臓病や糖尿病の治療に役立つのではと期待されている。

ホルモンの分泌が増えて さらに健康で美しく

ずぼら断食によって空腹時間が長くなると、胃からグレリンというホルモンが出ます。このグレリンが脳の下垂体に働きかけ、成長ホルモンの分泌を促してくれます。

成長ホルモンという名前を聞いたことがある人も、子どもに必要なもので大人にはあまり関係ないと思っているかもしれません。しかし、成長ホルモンの別名は〝若返りホルモン〞。加齢により、体の様々な衰えを自覚している大人にこそ必要なホルモンなのです。

成長ホルモンの代表的な働きとして、「代謝や脂肪燃焼を促進する」「筋肉や骨を強くして骨粗鬆症などを予防する」ことが挙げら

れます。この働きを知ると、健康長寿に欠かせないホルモンであるのがわかると思います。

ただ、**成長ホルモンの働きは、食べ過ぎによって80％も抑制される**といわれています。

つまり、食べ過ぎが常態化すると、筋肉や骨が衰えやすい上に代謝がうまくいかず、脂肪も燃焼しづらいという太りやすいサイクルが完成してしまいます。

また、成長ホルモンは寝ついてからの1〜2時間にたくさん分泌され、体の修復脳力を高めてくれます。胃の消化にエネルギーをとられてしまうと良質な睡眠がとれないため、胃を空っぽにして眠ることが大切なのです。

大人にも必要な成長ホルモン

成長ホルモンは生涯にわたり代謝、免疫、認知機能などに関与。加齢によって分泌量は減りますが、胃を空にすることで分泌を促進できます。

成長ホルモンの働き

生活の質の向上

- 骨を丈夫にする
- 筋肉を維持・向上させる
- 気分が前向きになる

体脂肪の減少

- 糖尿病の予防
- 心臓病のリスクを下げる
- 認知症を予防する

- 肌つやを改善する
- 肌トラブルが減少する
- 髪や爪を健康的に保つ

健康長寿

美容

老廃物が一気に流れる

老廃物とは、食べ物から得た栄養素が体内で使われた後に残ったゴミみたいなもので、体にとっては不必要なものです。

通常、老廃物は便や尿、汗とともに体外に排出されるのですが、血液やリンパ液の流れがよくない状態だと、排出されずに留まってしまうことがあります。すると、さらに血液やリンパ液の流れが滞り、ますます老廃物が溜まりやすくなるという悪循環に。体内に老廃物が蓄積すると、腸内環境の悪化や代謝の低下を招き、便秘、冷え、むくみ、肌荒れといった不調の原因にもなります。

しかし、P・32でお伝えしている通り、ず

ぼら断食によって空腹時間が長くなれば長くなるほど、オートファジーは活性化します。これにより、血液中に余っていた栄養素や老廃物などは、もう一度代謝される機会を得て、スムーズに排出へと向かうのです。

ずぼら断食中は消化のために胃腸に血液が集まらずに済むため、全身の血流がよくなっている状態です。水をちょろちょろ出したホースより、大量に水を出したホースの流れがいいのと同じで、老廃物も流れやすくなっています。体内から不要なものが排出し、血流がよくなることでむくみや冷えが改善され、顔色が明るくなるなどの美容効果も生まれます。

老廃物の約95%は便と尿から排出

食べ過ぎによって胃腸が詰まった状態だと、血液やリンパの流れが滞ったり、便秘になるなどして排出機能が低下します。すると老廃物が体内に長く留まることになり、体調を崩す原因になります。

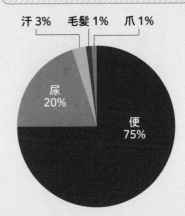

老廃物が排出される割合

汗 3%　毛髪 1%　爪 1%

尿 20%

便 75%

ずぼら断食で排出力がアップ！

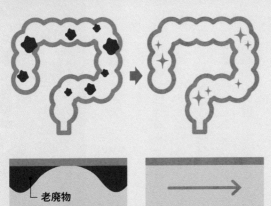

胃を休ませることで腸の働きがよくなってぜん動運動が活発になり、便とともに老廃物も体外へと排出されます。

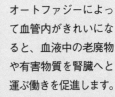

老廃物

血流

オートファジーによって血管内がきれいになると、血液中の老廃物や有害物質を腎臓へと運ぶ働きを促進します。

内臓脂肪もごっそり落として
生活習慣病も予防

体脂肪には「皮下脂肪」と「内臓脂肪」があり、皮下脂肪は内臓の保護や体温調整などの役割を担っています。これに対して内臓脂肪は、お腹を中心とした内臓周りにつく脂肪で、脂肪の貯蔵と空腹時のエネルギー供給源とされています。正常範囲内であれば体にとって大切なものですが、内臓脂肪が増え過ぎると、高血圧や糖尿病、脂質異常症といった生活習慣病の原因になることがわかっています。しかも、ほとんど自覚症状がないため、気づかないうちに進行してしまうと、命に関わる疾患を引き起こす恐れがあるので注意が必要です。

また近年の研究で、内臓脂肪や皮下脂肪を構成する脂肪細胞が、「アディポサイトカイン」という生理活性物質を分泌しているのが判明。アディポサイトカインは大きく善玉と悪玉に分けられ、善玉は血糖値を正常に保つインスリンの働きを促し動脈硬化を予防します。一方、内臓脂肪の増加で分泌量が増える悪玉は、インスリンの働きを低下させ、動脈硬化を促進してしまうのです。

そんな、体に悪影響を与える内臓脂肪を減らすには、脂肪をエネルギー源として使うのが一番。ずぼら断食で食べない日をつくることで脂肪燃焼スイッチをオンにできます。

太り過ぎが病気のリスクを高める

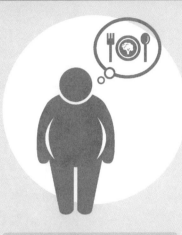

内臓脂肪の増加は体のシルエットを崩すだけではなく、悪玉アディポサイトカインの増加を招き、それが病気の原因になります。内臓脂肪はつきやすく落としやすい脂肪で、ずぼら断食の効果も自覚しやすいはずです。

正常な脂肪細胞	肥大化した脂肪細胞
善玉 アディポサイトカイン	悪玉 アディポサイトカイン
・傷ついた血管を修復する	・糖尿病、高脂血症、高血圧のリスクを高める
・糖尿病、高血圧、動脈硬化などを予防する	・動脈硬化が進行する
・血糖値を正常に保つ	・血糖値が安定しにくくなる

空腹時間が10時間以上になると脂質代謝のスイッチがオンになり、12〜16時間以上になると脂肪の分解がさらに促進。内臓脂肪を効率よく減らしていけます。

腸内環境が整って免疫力も超絶アップ!

細菌やウイルスから体を守る免疫細胞。その6〜7割は腸でつくられています。昨今の新型コロナウイルスをきっかけに、常日頃より腸内環境をよくしておくことが、病原体に負けない体をつくるのに重要だと再認識した人も多いのではないでしょうか。

しかし、腸内環境は悪化の一途をたどります。日常的に胃腸にフル稼働を強いていると、食べる量が多過ぎて腸での吸収や排泄といった処理が追いつかなくなると、腸内では悪玉菌が優勢となります。その悪玉菌によってつくられる有害物質が増加すると、免疫機能も低下。体外から入ってきた細菌などは、消化

管を通って腸内へと侵入しますが、免疫機能が働くことによってブロックされます。この働きが弱まると、腸壁から体内へと侵入して風邪を引いたり、花粉症などのアレルギー症状が出たりしてしまうのです。

腸内の善玉菌を増やすために乳酸菌をとったとしても、腸にある滞留物のせいで吸収力が弱まり、効果的に働いてくれません。まず、食べ物をとり込むのを一時的にストップし、腸内環境を本来の状態にリセットすることが重要です。ずぼら断食によって花粉症が軽くなったという声は本当に多く、免疫力がいかに大事かを日々感じています。

理想的な腸内細菌バランス

緊張するとお腹が痛くなるように、腸はとても敏感な器官。ストレスの影響を受けやすく、腸内環境は日々変化しています。

善玉菌
約20%

腸にとってよい働きをするのが善玉菌。悪玉菌が増殖するのを防ぎ、腸の運動を促して腸内環境を整えます。

日和見菌
約70%

善玉菌と悪玉菌のうち、腸内で多いほうの味方をします。日頃から善玉菌優勢の腸内環境を整えることが大事。

悪玉菌
約10%

有害物質をつくり出すなど、悪玉菌が腸内で優勢になると、便秘や下痢といったお腹の調子を崩しがちに。

免疫と幸福感のカギは腸にあり

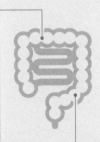

セロトニンの約90%がつくられる

"幸せホルモン" とも呼ばれるセロトニンが少ないと気分がふさぎがちに。腸内環境を整えて分泌量が増えると、意欲的に物事にとり組めるようになります。

免疫細胞の約70%が集まる

外から侵入したウイルスや細菌が腸に到達すると、免疫細胞によって淘汰されますが、免疫細胞の働きが悪いと動きが活発になり病気にかかってしまいます。

心と体を不安定にさせる "自律神経の乱れ" をストップ

呼吸、循環、消化、生殖、排泄など、生きる上で必要な機能を調節する重要な役割を担う自律神経。自分の意思では自由にならない機能を、無意識のうちにコントロールしてくれています。そんな自律神経が乱れてしまうと、心と体に様々な悪影響を及ぼします。

自律神経は、交感神経と副交感神経からなり、この2つがバランスよく働く状態が理想とされています。胃酸分泌や腸のぜん動運動など、食べ物の消化に関わるのが副交感神経。逆に胃酸を抑制する交感神経は空腹を感じるとアクティブに働き始めます。つまり、食べ過ぎが続くと、副交感神経ばかりが優位に働

いてしまうため胃酸過多になり、自律神経が乱れるきっかけになるのです。

自律神経は脳と各臓器を繋ぐバランサーのようなもの。ひとつ歯車が狂うと全身に影響を与え、体の不調のみならず、やる気が起きない、気分が落ち込む、小さなことでイライラするといった心の不調にまで深く関わってしまいます。ずぼら断食は、副交感神経が活発な状態に歯止めをかけ、ニュートラルな体をとり戻すリセットボタンの役割と同じ。空腹の時間をつくり、交感神経をうまく働かせることで、自律神経のバランスが整い、心も徐々に落ち着いていくことでしょう。

自律神経が乱れるとやせにくい

血流や血糖値をコントロールするのも自律神経で、バランスが崩れると体の様々な機能がうまく働かなくなり、太りやすくなります。

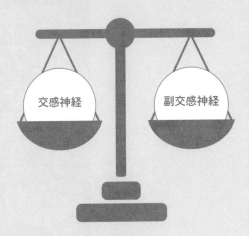

交感神経

副交感神経

常に胃に食べ物がある状態だと交感神経がうまく機能せず、副交感神経ばかりが働いてしまう状態に。結果として自律神経が乱れて血流や睡眠の質などが悪くなって太りやすくなります。

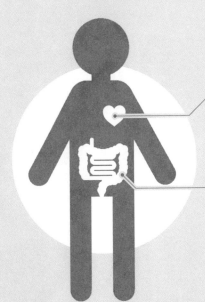

メンタル

自律神経のバランスが大きく崩れると、不安感やイライラ感を強めることも。

腸

自律神経が乱れてぜん動運動が弱まると、便秘や下痢など腸の不調を招きます。

集中力が高まり
仕事効率もアップ！

「頭がすっきりした」「集中力が上がった」といった感覚は、ずぼら断食を始めるとすぐに実感していただけると思います。その理由は、炭水化物の摂取を控えることで眠気の原因となる血糖値の急激な乱高下がなく、胃腸の消化にエネルギーが使われないからなど様々ですが、胃が空っぽの状態が12〜16時間を超えると、「α波」を出す「ケトン体」が生成されるのも大きなポイントです。

ケトン体は3つの化合物の総称で、その中のひとつ「3-ヒドロキシ酪酸」が脳内にとり込まれると、α波を多く発することが東北大学医学部の研究チームによって明らかにさ

れています。α波はリラックスした状態のときに発することで知られていますが、判断力や創造性、生産性を高めてくれ、ストレスを抑える効果もあります。つまり、脳を完全にリラックスさせるのではなく、しっかりと活性化してくれるのです。さらに、脳内がα波の状態になると、鎮痛効果や幸福感などが得られる神経伝達物質のひとつ「β-エンドルフィン」が出てポジティブなマインドへと切り替わるため、さらにやる気が湧いてきます。

ずぼら断食は、ダイエット目的の人だけでなく、仕事の効率を上げたいときや集中力を高めたいときにもおすすめなのです。

空腹が"集中力"を高めるメカニズム

胃が空っぽの状態が12〜16時間続くと
エネルギー源であるブドウ糖が足りなくなる

↓

ブドウ糖の代わりのエネルギー源をつくるため
脂肪酸が分解されてケトン体が生成される

↓

ケトン体のひとつである
「3-ヒドロキシ酪酸」が脳に働く

↓

脳を活性化させるα波が増えて
β-エンドルフィンも放出され脳のパフォーマンスが向上!

脳がα波の増えた状態になると、記憶力、集中力、想像力などを高めてくれます。アート系職業の方で、いい作品が生まれるからと、制作中はあえて食べない方がいるのも納得です。

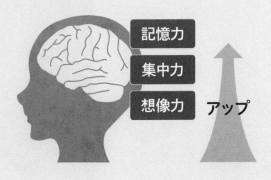

記憶力
集中力
想像力

アップ

ケトン体って何?

アセト酢酸、アセトン、3-ヒドロキシ酪酸の総称。体のエネルギー源となるブドウ糖が足りなくなると、代わりに脂肪酸からケトン体というエネルギー源をつくります。

体質改善度がわかる "むくみチェック"

ずぼら断食では見た目の変化にも喜びつつ、体質そのものが変わってきているかにも注目してください。体が内側から変化している＝健康に近づいていることがわかれば、モチベーションも上がり、継続への力となります。

体質の変化をチェックするときのポイントとなるのは、体がむくんでいるかです。体のむくみは代謝の状態を知るバロメーターで、それが顕著に出やすいのが「足首」です。体内に老廃物が溜まっている状態だと足首は絶対に細くならず、現に代謝のいいアスリートなどはキュッと引き締まっています。

むくみは体の上から取れてくるので、ずぼ

ら断食を始めて最初にむくみがとれていると実感できるのは顔です。女性では化粧水を塗ったときに肌を触った感覚、男性では髭の剃りやすさで実感するケースが多いでしょう。

足首のむくみがとれるまでには、そこからさらに第二の心臓と呼ばれるふくらはぎのポンプ機能が正常に働き、足先など末端まで血液やリンパ液が流れてから。足首のむくみがとれるまでには時間がかかるので、継続していくことが重要になります。

足首が引き締まってきたら体質改善は成功です。焦らず、日々の体の変化をしっかりと観察していきましょう。

46

むくみは代謝のバロメーター

むくみは水分の代謝がうまくいっていないという体からのサイン。ずぼら断食で体質が変化し代謝が上がると、むくみも解消されます。

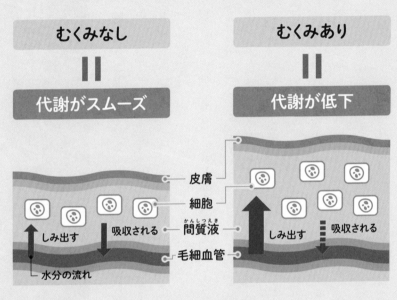

むくみなし	むくみあり
=	**=**
代謝がスムーズ	代謝が低下

皮膚
細胞
間質液（かんしつえき）
毛細血管

しみ出す　吸収される　水分の流れ

毛細血管と間質液との間で水分のやりとりが正常だとむくみませんが、代謝が滞ると水分の回収が遅れてむくみが生じます。

むくみ解消に効くツボ

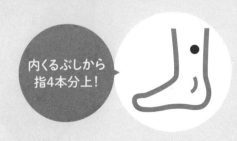

内くるぶしから指4本分上！

三陰交（さんいんこう）

あぐらなどで脚を安定させ、すねの骨のきわに両手の親指を重ねて置き、親指に上半身の体重をかけるようにしてゆっくり3秒ほどかけて押します。

睡眠の質がビックリするほど上がる

「人は、眠っている間にやせる」。これは、僕が繰り返しお伝えしている言葉です。少しでも楽をしてやせたいのなら、まずは睡眠の質を上げることを真剣に考えるべきです。とはいっても、ずぼら断食中は、自ずと睡眠の質が向上するのでご安心ください。

胃の中に食べ物が残った状態で眠ると、寝ている間も消化が行われ、本来、就寝中に行いたい細胞の修復や回復にまで手が回らなくなります。目覚めが悪い、朝からだるいという人は、修復がうまく行われていない可能性が大。反対に、修復がきちんと行われるようになると、すっきりと起きられて朝から活動

的になれます。ちなみに僕は、毎朝5時頃に自然と目が覚めます。二度寝したいという感覚も久しく味わっていません。

人は寝ている間にもエネルギーを使います。

ただし、お腹に残っているものをエネルギーに使うか、体に溜め込んだ脂肪をエネルギーに活用するのかで大きく違います。もちろん後者のほうがやせます。また、よく眠れないと食欲抑制ホルモンのレプチンの分泌量が減り、相対的に食欲を高ぶらせるグレリンの働きが強まることもわかっています。

空腹の状態でよく眠ること。それがやせ体質への近道と、心に留めておいてください。

胃の状態で睡眠の質に差が出る

就寝前に副交感神経を高めておくことが大切ですが、できるだけ空腹に近い状態で眠ると、それだけで睡眠中の体の機能が高まります。

空腹状態で寝る	満腹状態で寝る
↓	↓
消化にエネルギーがかからず修復・回復力が高まる	消化が行われて体の修復・回復に手が回らない
↓	↓
吸収・排泄がうまくいき老廃物を体外に排出	腸の働きが弱まり、吸収・代謝・排泄が滞る

すっきり目覚めて快適！

朝からダルオモー

Column

断食は体に悪い? の真実

　断食肯定派もいれば否定派ももちろんいます。それぞれの立場において、様々な意見があるのは当然のこと。しかし、僕自身の経験から発信するならば、ずぼら断食によるメリットは数多く思い浮かびますが、デメリットは特に思いつかないというのが本当のところです。

　食事を断つことで頭がぼーっとするのではと心配する人は多いですが、まったく逆です。これまでに、食事をとりそびれ、その後数十分は気持ちが落ち着かなかったけど、時間が経つと空腹感がなくなり、かえって体が軽く快適だった、仕事がはかどったという経験がある人はけっこういるのではないでしょうか。その体感こそが、答えです。

　また、断食は肝臓に負担をかけるという意見もあります。5日間を超えるような長期の断食なら気にかけるべきですが、週1回の断食ならそこまで大きな負担にはなりません。

　もちろん、断食に向かない人はいます。現時点でBMIが18.5以下の人、成長期の子ども、そして、妊娠中の人や持病のある人はとり組む前に主治医へ必ず相談してください。

第 **2** 章

『ずぼら断食』ダイエットは誰でも簡単にできる!

ずぼら断食はとてもシンプルなダイエット方法です。お金もかからず、特別な道具も必要ないので、誰でもすぐに始められるのが魅力です。

断食するには
ずぼらなくらいがちょうどいい

ダイエットがうまくいかない理由のひとつに、心構えによる失敗が挙げられます。「完璧にやらないとダイエットは成功しない」「少しでもルールを守れなかったらそこでアウト」のような、思考のクセや物の見方が挫折に繋がってしまいます。

しかし、**ずぼら断食では完璧は必要ありません**。いくら頑張ろうとしても、付き合いで食事に行ったり、ストレスでいつもより多く食べてしまうこともあるでしょう。そんな、思い通りにいかない日のことを前提に、断食の仕組みを構築しているからです。

ずぼら断食は1週間が1サイクルなので、

うまくいかない1週間があったとしても、次の週から仕切り直すことができ、何度でもリスタートが可能です。

そして、一度の失敗をすぐにとり戻せる仕組みも整っています。例えば、付き合いで夕食にフルコースを食べたら、翌日の朝と昼の食事で調整する、あるいは胃がもたれる、だるいといった体の不調を感じるなら、翌日の夜に第4章で紹介する「8時間断食」や「16時間断食」をとり入れるなど。

あれがよくてこれはダメという白黒思考ではなく、**ずぼら＝グレーゾーン思考**で、バランスをとりながら進めていきましょう。

52

ずぼら断食＝グレーゾーン思考

| 0 | 50 | 60 〜 70 | 100 |

0か100かの「白黒思考」ではなく、全体のバランスで60〜70％行えたら上出来という「グレーゾーン思考」で、ずぼら断食にとり組みましょう。

"ずぼらマインド"でとり組もう

少しの"やらかし"で落ち込まず、「以前の自分と比べてどうか」を基準にして、自分を認めて褒めて育てていきましょう。

8時間断食のはずが
7時間に
なっちゃった……

大丈夫！

7時間分の努力は
裏切りません！

大丈夫！

断食前と比べて
胃への負担は
大幅に減っています！

断食中に我慢できず
サラダチキンをひと口
食べちゃった……

お金も道具もいらず
誰でもすぐにできる

　皆さんは、これまでどんなダイエット方法にチャレンジしたことがありますか。ジムに通って筋トレや水泳を試してみたり、通販などでダイエット食品を購入してみたり……。どれもお金や道具などが必要で、継続していく以前に、始めるのすら難しいと感じた思いがあるかもしれません。

　しかしずぼら断食は、ただ食べない時間をつくるだけのシンプルなダイエット方法です。わざわざどこかに出向いて運動をすることもなければ、専用の道具や特別なサプリメントなども一切要りません。思い立ったら、その日から誰でも手軽に始められるのです。さら

に、初期費用がかからないという優れもの。むしろ、食事を減らした分、食費の節約に繋がる嬉しいメリットもあります。

　また、食事制限によるダイエット方法の場合ですと、メニューを考えるたびに頭を悩ませた経験があるのではないでしょうか。間違った食事制限はリバウンドの原因になるだけでなく、健康に害を及ぼすかもしれないからです。でも、食べないだけのずぼら断食なら、そんな心配の元となる献立選びをはじめ、食事の準備や後片づけなどに費やしていた時間が省け、浮いた時間を今までできなかったことに使えるようになれるのです。

思い立ったその日がスタート日

特別に用意するものはないので、やろうと決めたら先延ばしせず、昼食からでも夕食からでも、すぐに始めましょう！

特別なものは必要なし

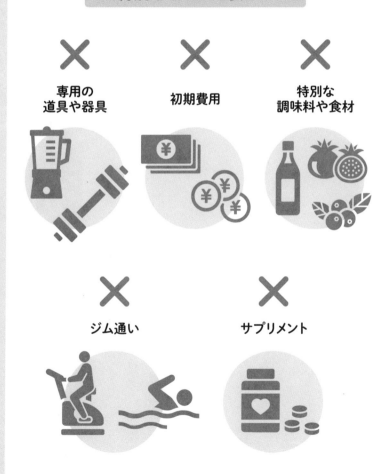

✕	✕	✕
専用の道具や器具	初期費用	特別な調味料や食材

✕	✕
ジム通い	サプリメント

ずぼら断食はダイエット挫折者の最後の砦（とりで）

「少し結果が出ても、数カ月もすればリバウンドをしてしまう」、「今回もまたダメだった」と、何度もダイエットを挫折してきた人がたくさんいるのではないでしょうか。

多くの人にとってダイエットは、一定期間だけ頑張るイベントのようなものになってしまっているふしがあります。ダイエットが終了したら、元の生活に戻るのが当たり前と考えているため、リバウンドを招いてしまっているのだと僕は思います。

ずぼら断食にとり組むと、結果として適正体重に近づくのでダイエット方法と同じにされがちですが、断食の本質からすれば、それ

は複数ある効果のひとつにしか過ぎません。

ずぼら断食の最大の特徴といえるのが、太りやすい蓄積型の体質を根本からやせやすい燃焼型の体質に変えていけることです。消化のために疲弊しきった胃腸を正常化し、脂肪を燃焼する好循環サイクルのスイッチを入れられるので、食欲に振り回されず、適量の食事で満足できるようにもなります。

まずは、断食は難しいと思う固定観念をとっぱらいましょう。そして、ずぼら断食が一度定着すれば、一生やせやすい体質を手に入れることができる、簡単なダイエット方法だというのを念頭においてください。

ずぼら断食は人生を楽しむ食養生

ずぼら断食はやせる体質になれるだけでなく、一度定着すれば心身ともに健康な体を手に入れることができます。

ずぼら断食

適量の食事で満足でき、やせる体質を維持して健康的な体になります。

・体が軽くて活動的
・意欲が湧いてくる
・心が安定する
・生活習慣病のリスクが低い

好きなことをして
人生を楽しみつくせる

一時的なダイエット

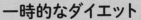

継続できないどころか、ひどい場合は食生活が乱れて不健康な生活に。

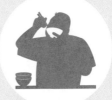

・体が重くて動けない
・やる気が出ない
・イライラしやすい
・生活習慣病のリスクが高まる

寝たきりや
自由に動けない体に

運動は必要なし！

ずぼら断食では、運動を推奨していません。

というのも、断食に慣れていないときにきつい運動をすると、いつもより疲れやだるさを強く感じたり、空腹感が増したりして、ダイエットを諦めてしまう原因にもなりかねません。それに、あえて運動をしなくても断食を続けていれば自然とやせてくるからです。

しかし、運動が絶対にダメかというと、そうではありません。もともと体を動かすのが好きで、じっとしているとストレスが溜まるという人なら、運動を続けるのがいいでしょう。反対に運動すると決めたら、生真面目にスケジュール通りにこなそうと自分を追い込ん

でしまうタイプの人は、無理をして運動をする必要もありません。

ダイエットもそうですが、運動するかしないか、0か100かの白黒思考で考えてしまいがちですが、「そのとき自分がどうしたいか」と、自分の気持ちを最優先で考えるクセをつけることをおすすめしたいです。

また、断食をすると筋肉が落ちるのではと心配する人もいますが、断食によって成長ホルモンの分泌量が増えるため、筋肉にとっては好条件が整います。食べ過ぎで成長ホルモンがあまり出ていない状態よりも、実は筋肉にとってよい環境なのです。

運動する・しないは気分次第

ずぼら断食中は、焦らず「運動はしたいときにする」くらいのゆる〜い感覚でOK。体が整ってくると自発的に運動を始めたくなる人も多いです。

運動のメリット

・気分転換になる

・体のラインが整う

・脂肪の燃焼をアシストする

いつもより
少し長めに
歩く程度でOK

気分が
のらない日は
無理をしない

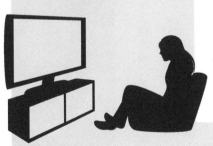

運動のデメリット

・"やらねば思考"になると
　運動することがストレスに

・運動量が多いとかえって
　食欲を刺激することも

やせた後の自分を強くイメージする

僕は「思考は現実化する」と思っています。

著書『月曜断食』は、まだ出版の予定も決まっていない段階から本を出すと決め、実際にそれを現実化することができました。

この本を手にとっていただいた人の多くは、「何かしら変わりたい」という想いを持っているはず。明確な目標がある人もいれば、漠然としている人もいるでしょう。ここでお伝えしたいのは、ずぼら断食を成功させるためには、最終的にどんな自分になりたいのかをできるだけ具体的にイメージし、「自分はこうなるんだ」と強く決めて行動するのが、大切だということです。

そういった最終到達地点にある目標を、望遠鏡の目標といいます。山に例えるなら山頂です。ただし、登山に慣れない人が無理をして急に山頂を目指すと挫折の恐れがありますので、まずは数日間で達成できる顕微鏡の目標を持ち、一歩ずつ着実に進んでいきましょう。「0・5kg落とす」「駅では階段を使う」といったダイエットに直結する目標はもちろん、「待ち合わせの5分前に到着する」「玄関を掃除する」など、目指したい自分に近づくための簡単な行動でもOKです。この小さな積み重ねが、確実に未来の〝なりたい自分〟を引き寄せてくれるはずです。

先にゴールを決めておく

「こうしたい、ああしたい」と考える前に、「こうなる」というゴールを決めてしまいましょう。それが行動する原動力に繋がります。

鳥かご理論

もらった鳥かごを玄関先に吊るしていたら、鳥を飼うことになったという話から、先に箱(ゴール)を設定することで中身を埋めようとする思考と行動になり、結果を出せるという理論。

理想の自分=判断基準

「自分はこうなる」という自分軸をしっかり持つことで、周りの意見に流されることも、心が折れることもなく、目的を成し遂げられます。

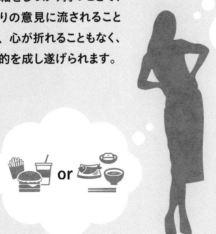

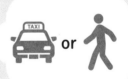

人は楽なほうに流れてしまうもの。自分を甘やかしてしまうときにこそ、ゴールに設定した自分の姿を思い出しましょう。

身のまわりを整えることが
成功への近道

もし、ずぼら断食を挫折しそうになったら、ちょっと部屋を片づけてみてください。一見、ダイエットと関連性がない話のように思えますが、胃の中を空っぽにしてリセットするのと同じように、不要なものを捨てて部屋をすっきり整理整頓することは、実はダイエット成功への近道です。

実際に、ずぼら断食で体が内側から変わって気持ちが充実してくると、「部屋の汚さが急に気になりだして、掃除がしたくなった」という人が結構います。そして、ここで片づける習慣が身につくと、気持ちがすっきりしてさらに食への意識も変わり始めます。

また、散らかった部屋で感じているストレスは、自律神経や腸のバランスを崩す原因となって、体質改善のスピードを鈍化させてしまいます。この片づけるという行動は、ダイエットの大敵であるストレスの排除にも繋がるのです。日常には回避が難しいストレスもありますが、自分の行動だけで簡単に排除できるストレスならば、さっさととっぱらってしまいましょう。

まずは、すぐに終わるバッグや財布の中の整理など、簡単なところから始めてみてください。ここで得た小さな達成感の積み重ねは、気持ちを前向きにしてくれます。

散らかった部屋が行動力を鈍らせる

片づけや掃除を後回しにして部屋が散らかると、やる気を失ってさらに部屋が荒れ、やせようという気力まで奪ってしまいます。

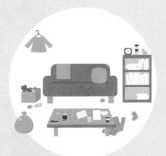

> **部屋の散らかりを目にする**

人間の脳は秩序を好み、散らかった部屋を見ると脳は混乱します。

> **ストレスホルモンが増える**

コルチゾールが分泌されると食欲を抑制するセロトニンが減少し、暴飲暴食に繋がります。

> **不安感が高まりやる気を阻害する**

集中力、判断力が鈍り、前向きな気持ちが起こりにくくなり、睡眠の質も落ちます。

一点集中・短時間で身のまわりを整える

部屋が散らかってやる気が失われている状態で、一気に片づけるのはくじける原因に。スモールステップで部屋をきれいにしましょう！

片づける場所を決めてとり組む

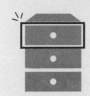

「今日はこの引き出しだけ」「棚下のこの箱の中身だけ」と決めて実行し、1回ごとに片づいた爽快感を味わいましょう。くれぐれも頑張り過ぎないことです。

1日5分など時間を決める

無理は禁物。時間のない日は、5分で片づけられる小さなスペースを選ぶようにします。長くても1日30〜45分くらいにしておくと、やる気が持続します。

言葉の力を信じて自分を変えていく

ダイエットにくじけてしまう人に共通するのが、できたことよりもできなかったことにフォーカスしてしまう「ネガティブ思考」によるものです。

例えば、先週よりも体重が100g減ったときに「100gしか減らなかった」と考えるのか、「100gも減った」と喜べるのか。この考え方や捉え方の差が、モチベーションを保つのに影響します。つまり、ずぼら断食を成功させるには、「ポジティブ思考」になることが大きなポイントです。

ポジティブな思考になるためには、常にポジティブな言葉を意識的に使うことが必要で

す。的外れな批判や文句の多い人と話していると気分がふさいでしまうように、自分で自分の気持ちを落ち込ませるようなことをわざわざする必要はありません。

ネガティブなのは思考のクセのようなもの。最初は気恥ずかしいかもしれませんが、ポジティブワードを引っ張り出してきて、無理にでも使うようにしていきましょう。さらに、自分の努力や得られた結果に対し、素直に褒めたり認めたりすることができるようになると、自然と自信が出て、やる気も湧いてきます。自信とやる気こそが、ダイエット中のメンタルを支える柱となるのです。

ポジティブな人の思考法

生まれつきポジティブな人より、自分で自分をポジティブなマインドへと引き上げる人のほうが実は多いもの。思考も自分で変えられるのです。

必ずポジティブで終わらせる

今日は少し
食べ過ぎた……。

でも、

水は
2ℓ飲めた！

寝るのが遅く
なっちゃった……。

でも、

胃は
空っぽで
よく眠れそう！

仕事で失敗
しちゃった……。

でも、

言い訳
しなかった
のはよかった！

いいことにフォーカスを合わせる

昨日より100gも
減った！

体重は変わらないけど
前より確実に目覚めがいい！

おいしいスープの店を
見つけてラッキー！

電車の乗り換えが
スムーズだった！

Column

朝風呂でずぼら断食の
効果を高める

せっかくならずぼら断食をより効果的に行いたい！という人におすすめなのが朝風呂です。

人の体は基本的に、夜は副交感神経が優位になって眠りに落ち、朝は交感神経が優位になって活動モードに入ります。このメカニズムに合わせると、お風呂は夜に入るよりも朝に入るほうが効果的なのです。温度は40℃くらいのぬるめのお湯で、つかる時間は最低でも5分、長くても10分程度にしましょう。

お湯につかることで血のめぐりがよくなると、体の代謝が促進され、デトックス作用や脂肪燃焼効果も高まり、ダイエット効果も期待できます。

みるみる体の変化が見える
ずぼら断食のやり方

第**3**章

ずぼら断食にとり組む上で必要
な、重要な情報を集めました。実
践する前に一読するとともに、実
践中に迷ったときには何度でも
読み返してみてください。

不食→良食→美食のサイクルで行う

それでは、いよいよ実践に向けて話を進めていきましょう。ずぼら断食は、1週間を1サイクルと考え、これをベースに1ヵ月（4サイクル）続けてみることを目標としています。それ以降は、体調の変化などをみながら、とり組み方を決めましょう。

ずぼら断食中は、胃を休めるために食事をしない、いわゆる断食をする「不食日」、休めた胃を少しずつ回復させながらこれからの食べ方を覚えていく「良食日」、食べる楽しみを味わい体の変化を実感する「美食日」のサイクルを軸に過ごします。その際「不食日」明けの1食目は、必ず胃腸にやさしい「回復

食」を意識した「良食日」にしてください。

はじめに、左ページの断食メニューから、自分に合うものを選びます。P.10〜11のチェック表を使って決めてもいいですし、1サイクル目で「8時間断食」にチャレンジして、2サイクル目に「16時間断食」と、少しずつ長い時間の断食にとり組んでみるのもいいと思います。それぞれの詳しいやり方は第4章にて紹介しています。

その次に、何曜日を不食日にするかをライフスタイルに合わせて設定しましょう。ご褒美のような美食日は、休日とセットにするとより成功しやすいのでおすすめです。

ずぼら断食の1週間（1サイクル）

ずぼら断食は4つの断食メニューから選ぶことができますが、2〜7日目の過ごし方は同様で、下記が基本のスタイルとなります。

	1日（不食日）	2〜5日目（良食日）	6〜7日（美食日）
朝	4つの断食メニューから選ぶ	無糖のヨーグルトや季節の果物	好きなもの
昼		おかずのみ	好きなもの
夜		野菜メインの料理やスープ	好きなもの

アルコールOK！　　アルコールOK！

4つの断食メニュー

ずぼら断食では、目的や体質のみならず、自分の気持ちに沿って進めていける4つの断食メニューを準備しています。

8時間断食

不食日の夜をスープだけにします。断食に対する不安感が強い人、ダイエットではなく体調を整えたい人向け。

16時間断食

不食日の夜だけ断食をします。最近、過食気味で体調が崩れがちな人、1〜2kgの減量目的の人向け。

24時間断食

不食日の昼と夜に断食をします。何をしてもやせない、あと2〜3kg体重を落としたい人向け。

30時間断食

不食日の朝昼夜を水だけで過ごします。様々な不調を改善し、4kg以上の減量を目的とした人向け。

不食日の前日は逆算思考で
しっかり睡眠をとろう

「不食日」とは、断食中に水または白湯のみで過ごす日のことです。胃が空っぽになって体がすっきりする感覚は、断食の醍醐味ではありますが、慣れないうちはきついと感じるかもしれません。また、不食日は眠気やだるさ、頭痛、あるいはイライラするなど様々な体調の変化が起こりやすくなります。

そんな不食日を楽に乗り切るキーポイントとなるのが、前日の睡眠です。睡眠の質には、P.42でも触れた自律神経が関係しています。通常、寝ているときは副交感神経が優位に働き、体の修復や回復などを行います。しかし、自律神経が乱れ、体を活動モードにする交感

神経が優位のままだと眠りが浅く、疲労感が抜けなくなります。さらに、自律神経が乱れた状態で朝を迎えると、血糖値が安定せず食欲を抑えるのが難しくなったり、眠気やふらつきの原因になったりと、不食日の足を引っぱるようなことが起きやすくなります。

不食日は、前日の眠りについたときから始まっていると考えればわかりやすいかもしれません。前日の夜は、食事や家事などを早めに終わらせましょう。後はお風呂に入って眠るだけ。そう思うだけでもリラックスでき自律神経が整っていくので、自ずと質のよい睡眠をとれるようになります。

不食日を楽にする眠りの極意

不食日のスタートは前日の夜から。そんな意識を持って行動すると、体が内側から整ってきて、不食日当日を楽に過ごせます。

寝る時間から逆算して行動しよう！

4時間前

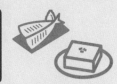

たんぱく質を含む食事

胃での消化時間を考慮して、たんぱく質を含むおかずは寝る4時間前までにしておくと、睡眠の質が高まります。

2時間前

野菜中心の食事

胃への負担が少ない食事も、寝る直前に食べるのは避けたいところ。寝る2時間前までに食べ終えるのがベター。

食事の後片づけや家事

お風呂に入った後はリラックスした状態で過ごしたいので、バスタイムの前に家事を片づけてしまいましょう。

1.5時間前

入浴

就寝1時間半前にぬるめのお湯に浸かると、入眠しやすくなります。熱過ぎるお湯は交感神経を高めるのでNG。

30分前

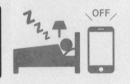
OFF

スマホ・パソコンの使用を避ける

スマホやパソコンは交感神経を刺激するブルーライトを発生させるので、眠る30分前にはオフにする習慣を。

就寝

不食日の不調〈眠気・だるさ〉は体が正常に近づいている証拠

東洋医学には、壊して治すという概念があります。例えば、鍼治療は筋膜などにあえて傷をつけ、修復する過程でこりや痛みを改善していきます。断食も同じで、食べ物を断つという体にいつもと異なる強めの刺激を与えることで、体質を改善していきます。

いざ、断食を始めたからといって、体がすぐにその刺激に慣れるわけではありません。やはり時間が必要で、特に始めたばかりの1回目や2回目の不食日に不調を感じる人がいます。しかも食べない時間が長くなるほど不調は出やすく、なかでも眠気やだるさを訴える人が多いです。なぜかというと、ずぼら断

食にとり組む前の食事が糖質に偏っていたことに理由があります。これまで、血糖値が高い状態が自分にとって当たり前だったため、断食をしたことで血糖値が上がらず、眠気やだるさなどの症状で繋がってしまうのです。

不食日に強い眠気やだるさを感じたときは、ブドウ糖が入ったスポーツドリンクを2口くらい噛むように飲みましょう。一気に飲むと血糖値が急激に上がり、かえって健康を害してしまうので注意してください。断食に不安のある方は、「8時間断食→16時間断食→24時間断食→30時間断食」と、徐々に体を慣らしていく方法をおすすめします。

不食日によくある不調〈眠気・だるさ〉

不食の時間が長くなると、体がその変化に戸惑い、不調を感じることがあります。もっとも多いのが、眠気とだるさです。

眠気・だるさを感じやすいのは……

ごはん

スナック菓子

菓子パン

アイス

糖質過多タイプ

糖質に偏った食事で血糖値の上昇下降が激しかったタイプの人は、不食で低血糖になり、眠気やだるさといった症状が出やすい傾向にあります。

対策

無理をせず横になる

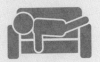

状況が許せば、ソファやベッドで横になり、少し体を休めましょう。気持ちが落ち着くと症状も軽減します。

ブドウ糖をとる

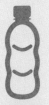

体への吸収がよいスポーツドリンクをゆっくり噛むように2口ほど飲んで、様子をみましょう。はちみつならスプーン1杯が目安です。

73

不食日の不調〈頭痛〉は体が正常に近づいている証拠

不食日当日の不調として、眠気やだるさの次に多いのが頭痛です。頭痛は、ずぼら断食以前の食生活で、カフェインをたくさん摂取していた人に出やすい症状です。

カフェインには血管を収縮させる作用があり、摂取をやめると血管が少しずつ拡張して元に戻っていきます。すると、締めつけから解放された脳への血流が大幅に増え、頭がボーッとしたり、ズキズキと脈打つような頭痛を引き起こすケースがあります。普段から緑茶、紅茶、コーヒーを1日に5杯も6杯も飲んでいたという人は、注意が必要です。

では、症状が出たときはどう対処したらいのでしょうか。そんなときは、**カフェインの入ったドリンクを口の中に含むようにゆっくりと飲みます**。ただし、飲む量には注意を。カフェインが空腹の胃を刺激すると胃酸が出やすくなり、食欲が湧いてきてしまいます。

頭痛が治ったとしても、今度は空腹と闘わなくてはいけないので、自分の体と相談しながら少しずつ補給するのが望ましいでしょう。

ちなみに不食日は、頭痛薬をはじめとする市販薬の服用をできるだけ避けてください。体内に溜まった毒素を排出させようとしているのに、薬を飲むことによって排出をストップさせてしまうからです。

不食日によくある不調〈頭痛〉

不食日に起こりやすい不調で、眠気やだるさの次に多いのが頭痛です。こちらもやはり、不食が24時間以上になると起こりやすい症状です。

頭痛を感じやすいのは……

カフェイン過多タイプ

コーヒー、紅茶、エナジードリンク、チョコレートなどで継続的にとっていたカフェインが切れると、脳の血管が拡張して頭痛を引き起こすことがあります。

1日**5**杯以上！

コーヒー

紅茶

緑茶

対策

**カフェインを含む
ドリンクを少量飲む**

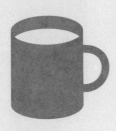

カフェインには鎮痛効果があるので、カップ1/2杯程度など控えめに飲むとよいでしょう。たくさん飲むと食欲が湧くので注意。

**✕
市販薬は
なるべく避けて**

断食によって体の修復や回復が促されていたところに市販薬を飲んでしまうと、その効果がストップしてしまいます。処方薬を服用中の場合は、主治医に相談してください。

重要なのは断食後の
1食目「回復食」

不食日を終えて、良食日が始まる日の朝と昼の食事を「回復食」と呼びます。

ずぼら断食は、すべてをきっちりやり抜くことを求めていませんが、回復食だけは慎重かつ厳密にとお願いしています。というのも、ずぼら断食で休ませた胃腸に、大量の食べ物や消化に時間のかかるものを入れてしまうと、結果がマイナスになるどころか、体調を崩してしまう恐れがあるからです。

では、何を回復食に食べればいいのかといいますと、朝食は無糖のヨーグルトと旬の果物をおすすめしています。この2つは、体の機能を高めるのに必要な、プラスの働きをす

る菌や栄養素を胃腸に届けることができるからです。不食日明けは味覚が敏感になっているので、果物はいつもより甘く感じられて、十分な満足感も得られるでしょう。

次に昼食ですが、主食の炭水化物を抜いたおかずのみを食べます。消化によさそうというイメージからお粥や雑炊、うどんを食べる人がいますが、それらも糖質を含む炭水化物です。不食日で休息を得た胃腸はとても吸収力がよく、炭水化物など糖質を多く含むものを食べると血糖値の上昇は避けられません。また、胃に負担のかかる脂っこい食材や味つけの濃いものもなるべく避けましょう。

不食日明けの「回復食」を丁寧に

休ませた胃腸に大量の食べ物や消化に時間のかかるものを食べてしまうと、
負荷がかかり体へのダメージも大きくなるので避けましょう。

朝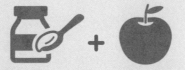

無糖のヨーグルト ＋ **季節の果物**

こんなものでも
＼ **大丈夫！** ／
・出汁（だし）
・具なしみそ汁
・納豆

基本は、無糖のヨーグルトと旬のフルーツ。
ヨーグルトが苦手な人は、出汁や具なしみ
そ汁、納豆などを食べても大丈夫です。

昼

おかずのみ

ポイントは
＼ **ベジファースト** ／
休み明けの胃を労わるた
めに、野菜から食べ始め
るようにしましょう。

良食日でも、回復食の昼食だけは消化に時間
のかかる脂っこいおかずを避けるようにする
と胃への負担が軽減されます。

✕ 避けたいもの

・ジュース
・清涼飲料水
・加糖コーヒー

・お粥
・パン
・うどんなどの
　麺類

食べる量はこぶし2つ分まで

「こぶし2つ分ってどれくらい?」。これは僕が今までで、一番聞かれた質問かもしれません。先にも述べたように、胃の大きさは両手のこぶしほど。水をすくうときのように両手で器をつくり、その中に収まる程度の量と思ってもらっていいでしょう。

本来、それだけの量を食べればお腹は満たされるのです。ただし、知っておいてもらいたいのは、きっちりこぶし2つ分にするのを求めているわけではない、ということです。食べるのがスープなのか肉なのか、焼いた野菜か茹でた野菜かでも、量の感覚は当然違ってきます。ここはずぼらに、大体このくらい

かな程度で問題ありません。

食事をこぶし2つ分で収めるために、こうしようかな、ああしようかと思考をめぐらせることに意味があり、今後の食生活を支える考え方の基本が身についていくのです。そして、実際にこぶし2つ分目安の食事をとったときの胃の感覚、食べ終わってからの身体感覚を知ることで、食に対する意識も自然と変わってきます。

こぶし2つ分を意識するためにも、自分にとっての適量を体に覚えさせるためにも、ずぼら断食では良食日と美食日でとる1食の量を、こぶし2つ分としています。

こぶし2つ分の食事量って？

食事量の目安

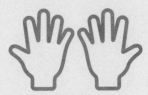

こぶし2つ分　　　　　　　　　　　両手の器

両手でつくった自分のこぶし2つ分、または、水をすくうときのように両手の
ひらでつくった器が1食分の食事量の目安です。「目分量でだいたいこのくらい？」
という感覚でOK！

悩んだときのこぶし2つ分の考え方

もぐもぐ

そしゃくして胃に入ったとき
こぶし2つ分になるかな？

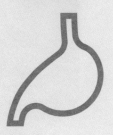

繰り返しになりますが、通常の胃はこぶし2
つ分程度の大きさです。目の前の食事をよく
噛んで食べたとき、胃に収まるかどうか。そ
んな視点で考えてみるのがおすすめです。

良食日は必要な栄養素で体を満たす

「良食日」は、不食によってオンになった脂肪燃焼スイッチが再びオフにならないよう、食べるものに気をつけながら、どんどん脂肪を燃やしていく期間です。また、やせるのに重要な良食日ですが、同時にずぼら断食後もニュートラルな体を維持していくための食べ方を身につける期間でもあります。

良食日の食事量はこぶし2つ分が基本。朝は、回復食の朝と同様に無糖のヨーグルトと果物がおすすめです。腸内環境を整えるのに必須の乳酸菌や酵素、代謝に欠かせないビタミンなどが摂取できます。果物は旬のものにすると、その季節に必要な栄養素が補えます。

さらに、甘味の強い果物より、少し酸味のある果物を選ぶとベターです。

昼は、主食となる炭水化物を控え、体を構成する大切な栄養素のたんぱく質をメインに、副菜として野菜のおかずやサラダも食べるようにしてください。スープなどの汁物も食欲を満たせるので、とり入れてもいいです。

夜は、野菜がメインの料理が理想です。サラダ、スープ、ポトフ、野菜炒め、蒸し野菜、さらにラタトゥイユといった煮込み料理など、案外バリエーションは豊富。炭水化物を控えても満足できる工夫をしながら、この機会に野菜が主役のメニューを楽しみましょう。

良食日のメニューに悩んだときは

いざ、実践してみると悩むことが多いかもしれません。ここでは、よくある
お悩みを中心に解決策をご紹介していきます。

朝

無糖のヨーグルト
＋
季節の果物

お悩み

ヨーグルトは
苦手……

出汁パックを使った手
軽な出汁＋納豆の組み
合わせが、時間のない
朝でも手間がかからず
おすすめです。

昼

おかずのみ

お悩み

外食中心でも
できるかな……

自分でおかずを選ぶス
タイルの定食屋、ファ
ミレスならごはんなし
でも注文しやすいとの
声が多いです。

夜

野菜メインの
料理やスープ

お悩み

野菜料理だけで
満足できない！

就寝まで4時間以上空
けられるようなら、軽
めにたんぱく質を食べ
ても大丈夫。時間を調
整してみましょう。

美食日は好きなものを食べてOK！

「美食日」は、不食日と良食日を乗り切った自分へのご褒美期間です。ただし、**食べる量はこぶし2つ分という目安は、美食日でも同様です**。決して、むやみやたらに飲み食いをしていい日でないことを、心にしっかり刻んでおきましょう。

ずぼら断食以前の食生活がまだ記憶に新しい1週目や2週目は、特に糖質と脂質の最強コンビであるラーメン、ハンバーガーやポテトなどを食べたい欲求が強いと思います。また、スイーツなどの甘いものも欲しくなる時期。そこはダイエット中だからと思わず、こぶし2つ分を守りながら、食べたくて仕方のなかったものを我慢せずに食べましょう。

人によっては、1回のずぼら断食で味覚が敏感になったと感じる人もいます。ずぼら断食は回数を重ねるごとに体質が変化していくので、自然と味の濃いものを選ぶことが減って薄味を好むようになり、さらに甘いものへの欲求も消えていきます。

美食日は2日間あるので、その中で好きなものをどう組み立てて食べるかを考える時間も楽しんでください。そして、翌日を不食日に設定しているなら、なるべく早めの時間に食べ終えて胃腸の負担を減らし、翌日に備えるようにするとよいでしょう。

美食日を楽しむポイント

「美食日≠暴食日」を心に刻み、本当に食べたいものは何か、食べて自分を満足させられるものは何かを自分自身に問いかけてみましょう。

量より質を重視

せっかくの美食日ですから、チョコレートなら高級なものを1粒味わって食べるなど"美食"を楽しんでください。ジャンクを好んだずぼら断食前の自分より、思考と味覚を進化させていきましょう。

ご褒美スイーツもあり!

スイーツを我慢する必要はありません。食べたいなら、できるだけ太陽の昇っている時間に食べて、エネルギーを使いきった状態で就寝しましょう。

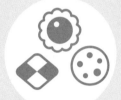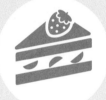

水分補給を忘れずに

良食日に比べて糖質や脂質の摂取量が増えるであろう美食日。体の代謝を上げて排出力を高めるためにも、水分補給はとても大事です。いつも通り、水を1.5〜2ℓ飲むのを忘れないでください。

2日目の夕食は軽めに

美食日2日目の夕食は、翌日に控える不食日を楽に過ごすための準備食でもあります。「なるべく空腹で眠れるメニューで美食を楽しむには?」と、ゲーム感覚で献立を組み立てるのも楽しいですよ。

やり過ぎ注意！
自己アレンジは必要なし

ずぼら断食が数々のダイエットに挫折した人でも続けやすいのは、1サイクル1週間というしくみがシンプルでわかりやすいからです。さらに、1日くらい食べ過ぎた日があっても、週単位でリセットできるところも魅力のひとつだと思っています。

ただ、シンプルな方法だけに、どうしても自己アレンジを加えたがる人がいます。例えば、少ない分には問題ないだろうと食べる量をこぶし2つ分以下にしたり、血糖値の上昇をゆるやかにする低GI食品なら食べても大丈夫などと、自分に都合のいいルールに書き換えてしまうのです。

どうせやるならより効率的に、と考える気持ちはわかります。でも、ネットやほかのダイエット方法に振り回され、間違った知識であった行動をしてしまうと、思うような効果が得られず、せっかくの努力も水の泡になってしまいます。

このずぼら断食はとてもシンプルですが、多くの人が簡単かつ安全にとり組めるよう、僕が培ってきた知識や経験を基に、何年もかけてメソッドをつくり上げています。

もし、なかなかずぼら断食がうまくいかず、疑問に感じることがあっても自己流の解釈をせず、本書を読み直してみてください。

ずぼら断食のありがち失敗例

自己流アレンジと並んで多い"自己流解釈"にも要注意。「これくらいなら」の積み重ねが、結果が出るまでのスピードを遅らせます。

低GI食品ならOK

低GI食品は血糖値の上昇をゆるやかにする食品というだけで、玄米も全粒粉のパンやパスタも炭水化物であることに変わりありません。自己解釈で食べるのはやめましょう。

玄米

全粒粉パン

胃にやさしい カフェオレならOK

まろやかな味わいが体にやさしいイメージなのか、カフェオレを常飲する人が不思議なくらい多いのですが、牛乳は糖質も脂質も多くカロリーも高めなので要注意です。

カフェオレ

糖質・脂質オフならOK

糖質や脂質がオフの商品だからいっぱい食べられる、という思考は一回やめましょう。人工甘味料や添加物が使われているものも多く、かえって体の負担になることもあります。

糖質オフの飲み物

脂質オフの食べ物

食べる量を こぶし2つ以下にする

極端に食事を減らし過ぎると、ダイエットがイベント化して挫折やリバウンドを招く原因になります。胃の大きさに対して適量である、こぶし2つ分はきちんと食べましょう。

体を整える水はたっぷり飲む

ずぼら断食にとり組んでいる間は、不食日・良食日・美食日と、1週間を通してこまめな水分補給を心がけてください。目安としては、1日1・5〜2ℓを飲むようにします。

なぜ、水が必要かといいますと、私たちの体には全長約10万kmにも及ぶ血管が張りめぐらされており、その中を流れる血液の約90％が水で構成されているからです。

血液は心臓というポンプ機能によって、筋肉や各臓器といった全身に送り出されます。体内を1周する時間は1分とかからず、その間に酸素や栄養素などの運搬、さらには不要な老廃物も回収します。この、体をめぐるサ

イクルを滞らせないためにも、血液の元となる水分が重要になるのです。

また、不食日は食べ物を消化する際に発生する熱がないことから、水分による冷えを感じやすくなる人がいます。そんなときは、常温の水か白湯を飲んで体を冷やさないようにします。良食日・美食日も、できれば常温の水や白湯が望ましいのですが、好みもあると思いますので、自分の体と相談しながら飲む回数や温度などを調整していきましょう。

水が味気なくて苦手という人は、レモンやライムを絞って、香りづけをする方法を試してみるのもおすすめです。

水を飲んで代謝のよい体に！

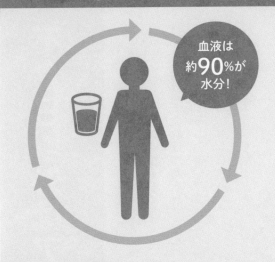

血液は
約**90%**が
水分！

血液は約90％が水分で、老廃物を回収して排出するなどして常に体を循環しています。こういった体のめぐりが滞ると代謝は鈍り、思うように体重も落ちません。1日に体から出ていく水分は約2.3ℓ。その分を飲んで補いましょう。

1日に水を1.5〜2ℓ飲もう

常温や白湯がおすすめ

体温により近い温度がおすすめですが、それが苦手なら飲まないよりは冷たい水でも飲むことを優先させて。

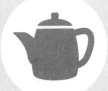

30分〜1時間ちょこちょこ飲み

体内が常にフレッシュな水で満たされるように、水は一気飲みではなくちょこちょこ飲みがベストです。

水分ではなく"水"を飲む

お茶やコーヒーなど味のついた水分ではなく、余分なものが入っておらず、体にいちばん近い水を飲みましょう。

不食日以外はアルコールもOK！

ずぼら断食中にお酒を飲んでも大丈夫なのか気になる人もいるでしょう。答えは、**不食日以外に適量であれば問題ありません**。アルコールを禁止することで、ストレスを溜めてしまっては元も子もないからです。

ただし、飲んでよいのは焼酎、ウイスキー、ブランデー、ウォッカ、ジンなどの蒸留酒、そして辛口の赤ワインです。目安として、缶チューハイなら350mlを1缶、ワインならグラス1〜2杯程度。ただし、蒸留酒自体は糖質が低いとはいえ、焼酎を果糖や甘いシロップで割ったチューハイ系は注意が必要です。果糖は糖質類の中でも吸収が早いので、血糖

値が急上昇して脂肪が溜まる原因になります。逆にレモンや梅干しなど、酸っぱさを感じる食べ物は血糖値の急上昇を抑える効果に期待できるので、自分でお酒をつくって嗜むのもいいでしょう。また、ワイン好きなら迷わず赤の辛口をセレクトしてください。ワインは白より赤のが糖質が低く、さらに醸造過程で糖分のほとんどをアルコールに変える辛口にするのが、ベストな選択といえます。

ずぼら断食中に避けたいのは、米や麦など炭水化物が原料のビールや日本酒など。夜、主食を食べないようにしているのに、ここで炭水化物を摂取してはもったいないです。

お酒との上手な付き合い方

不食日以外はお酒を飲んでもOK。お酒とどう付き合っていくのが体にとってベストかを探っていきましょう。

良食日におすすめ

辛口の赤ワイン、ウイスキー、焼酎、ジンなどの蒸留酒をグラス1〜2杯程度が目安です。

赤ワイン　ウイスキー　ジン
など

美食日におすすめ

炭水化物を原料とするビールや日本酒、甘いカクテル、ロゼワインなどは特別な日に。

ビール　日本酒　甘いカクテル
など

プラスひと手間で自分を労わる

缶チューハイは種類も豊富で、買ってそのまま飲めて手軽ですが、果糖や甘いシロップを使用したものの飲み過ぎには注意しましょう。

梅干し　グレープフルーツ

レモン

缶チューハイの代わりに、焼酎やウォッカ、ジンなどの蒸留酒を無糖の炭酸水で割ったり、レモンやグレープフルーツなどを絞ったりして楽しむのもおすすめです。

快便でなくても大丈夫！

ずぼら断食を開始すると、腸内環境は劇的に変化します。例えば、これまで食べ過ぎていた人は、初日の不食日を終えた後に排泄力が高まって、驚くほど便が出ることがあります。ただし、便が一気に出るのは最初のうちだけ。このタイプに限らず、次第に便の量、さらに回数が減っていきます。

大抵の人は、ずぼら断食以前の生活に比べて食事の量が少なくなっており、排泄物の量や頻度が減るのは当たり前なのです。でも、体に必要な栄養素は効率的に摂取できているので、お通じの回数が減ること自体、気に悩まなくて大丈夫です。

ときに、うさぎのようなコロコロの便が出る人もいます。これは、腸のぜん動運動によって排出された宿便です。以前の便と比較すると便秘のように感じてしまいますが、ずぼら断食で腸内環境が整ってきている何よりの証拠なのです。

また、快便だったのに、下痢を引き起こすケースもあります。空腹時間をつくって排泄力を高めているから起こる症状で、断食に体が慣れ、腸内環境も整えば自然と改善されていきます。しかし、激しい腹痛やしばらく下痢が続くようであれば、病気の可能性があるので医療機関を受診してください。

便秘かな? と思ったら

ずぼら断食にとり組む中で、一番よく聞くお悩みがお通じのこと。でも、体がよくなっていく過程なので心配し過ぎないで大丈夫です。

チェックポイント 1

以前の食事量と比べてどうか?

2、3日お通じがないと、心配になりますね。でも、ずぼら断食以前と今とでは、明らかに食事量が違うはずです。入ってくる量が少なければ、出る量が減るのは自然なこと。現状をしっかり認識して、体の変化を楽しみましょう。

チェックポイント 2

極端な脂質カットをしていないか?

極端な脂質制限をすると、お通じが悪くなることがあります。2日連続で揚げ物を食べるのはよくないですが、徹底的に脂質を排除する必要もありません。魚などいい脂質を選んでとるようにしましょう。

手のツボ「合谷」を押す

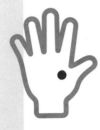

人差し指と親指の骨のV字部分、人差し指側寄りのくぼみにある便秘にも効く万能のツボです。

朝1杯の水を飲む

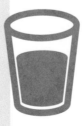

寝起きに飲む1杯の水が腸の働きを高めます。その後、朝食をとることで排泄力がさらにアップ。

付き合いややらかしも対処すればOK!

ずぼら断食を行うに当たって、多くの人が直面する悩みのひとつに付き合いがあると思います。仕事上の接待や友人との交流、親戚の集まりなど、どうしても食事に行く機会が出てきますし、女性の人なら生理周期によるホルモンの関係で、食欲を抑えきれない日もきっとあることでしょう。

でも、その点は安心してください。ずぼら断食をしっかりと行い、体のベースがきちんと整っている人は、1回食べ過ぎたくらいで太りません。だから、付き合いの食事もOKですし、月に1、2回のやらかしくらいなら気にしなくて大丈夫です。

ただし、太らないからいいではなく、食べ過ぎて胃腸に負担をかけた体をケアすることは必要です。食べた時間帯、量や質によって変わってはきますが、できれば翌日に「8時間断食」や「16時間断食」をして、体をニュートラルな状態に戻してください。何か事情があって翌日が難しい場合には、翌々日など早めの対処を心がけ、次の不食日まで持ち越さないようにします。

仮に食事の時間や場所を自分で設定できるときは、美食日を活用するといいでしょう。レストランの予約までかって出れば、食事を堪能しながら気分転換も楽しめます。

食べ過ぎ&やらかし対策

どうしても外せない付き合いもあれば、食欲が抑えきれない日もあって当たり前。対処法さえ知っていれば、食べ過ぎもやらかしも怖くありません。

当日のお昼に食べ過ぎた！やらかした！

・炭水化物をたくさん食べた

・デザートまで食べてしまった

・お腹がパンパンになるまで食べた

自分の体調と相談しながら
その日の夜に

**8時間断食
（P.100）を実行**

前日の夜に食べ過ぎた！やらかした！

・スナック菓子1/2袋以上

・菓子パン1個以上、ケーキや
生クリームののったプリンなど

・ラーメン&餃子、ピザなど、
炭水化物×脂のコンボ食

前日の暴食は
なかったことに！

**16時間断食
（P.102）を実行**

・食事の質は問題ないけど
満腹まで食べた

・寝る前の2時間以内に
肉や魚をしっかり食べた

・お酒を適量より飲み過ぎた

体の調子がすぐれなければ
プチリセット！

**8時間断食
（P.100）を実行**

食べ過ぎまたはやらかした場合は
なるべく早いタイミングで実行しましょう！

続けやすいから
無理なく体質改善できる

体が変わるのには順番があり、まず体重が落ち、体重の減りがゆるやかになってきたな、と実感する頃に体脂肪が減り始めます。この体脂肪が落ちていることこそが、体が蓄積型から燃焼型のやせ体質へのスイッチがオンになった証拠。そして、体型に変化が見られるのは、さらにその後です。

体質を改善すると聞くと、時間もかかるだろうし、やることもたくさんあるように思うでしょう。ですが、ここまでも説明してきたように、ずぼら断食はとても簡単なダイエット方法。1週間に1回、食べない日をつくって胃腸を休ませるシンプルな方法なので続け

やすく、無理なく体質改善を目指せるのです。

「24時間断食」や「30時間断食」にとり組んでいる人は、1ヵ月で体重が5kg前後減ることも珍しくありません。「8時間断食」や「16時間断食」でも、すぐに体の軽さや目覚めのよさなどを感じられるでしょう。

ずぼら断食の最終目標は、脂肪を蓄えてしまう蓄積型から、体の修復と回復にエネルギーを使えるようにする燃焼型のやせる体質に改善していくことにあります。ずぼら断食を終える頃には、あなたの体は確実に燃焼型の体へと生まれ変わり始めています。だからこそ、無理せず続けることが大切なのです。

体の変化は段階式

体は、体重→体脂肪→体型の順に変化していきます。個人差がありますが、体質や体型の変化には2〜3ヵ月ほどかかります。そのことを念頭に置き、先の変化を期待しながら毎日を過ごしましょう。

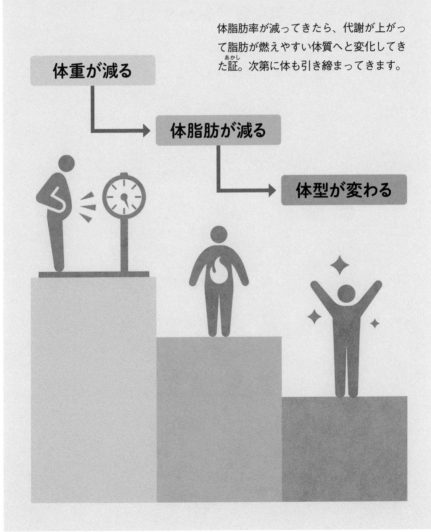

体脂肪率が減ってきたら、代謝が上がって脂肪が燃えやすい体質へと変化してきた証（あかし）。次第に体も引き締まってきます。

体重が減る

体脂肪が減る

体型が変わる

Column

一見、ヘルシーな食材が
胃に負担をかけている

これまでにダイエットで挫折やリバウンドを繰り返してきた経
験があると、蓄えた知識が多い分だけ、自己判断で食事を工
夫してしまいがち。ですが、そこに落とし穴が潜んでいることが
よくあります。下の3つはその代表例。心当たりはありませんか?

0kcalの食品や飲料

人工甘味料が使われていることが多く、0kcalだか
らと食べ過ぎて胃腸に負担をかけたら本末転倒。
自然の味わいを美食日に楽しむのがおすすめ。

こんにゃく・しらたき

低カロリーで満腹感があるので人気ですが、消化
に思いのほか時間がかかります。空腹時間を長く
保ちたいずぼら断食中に食べるなら昼食までに。

ノンオイルドレッシング

糖質が多いものもあり、ベジファーストが台無し
にならないよう成分表を必ずチェック。岩塩やポ
ン酢などに置き換えることも検討しましょう。

第 **4** 章

目的別
ずぼら断食
おすすめプログラム

目的に合わせて選べる、8時間
断食、16時間断食、24時間断
食、30時間断食を紹介します。
体調やライフスタイルに合わせて
チャレンジしてみてください。

目的に合わせて ずぼら断食の時間を選ぼう!

断食と聞いただけで、「なんか大変そう」「自分にできるか不安」と、拒絶する人もいることでしょう。でも、断食は長い歴史を持つ養生法であり、その効果は現代医学によって明らかになっています。

断食の目的は、体質からしっかりと変えていき、将来にわたって健康を維持できる体を手に入れることです。しかし、そんな断食を試す前から無理と決めつけてしまうのはもったいない、と常日頃から感じていました。

そこで今回は、最新のエビデンスなども考慮しながら、自分の目的に合わせて選ぶことができる4つの断食メニューを新たに考案。

多くの人が、より気軽に試せるプログラムになっています。

「体重・体脂肪率ともに適正範囲内で、大幅な減量は望んでいないけれど、慢性的な肩こりなどの不調を改善したい」人、「標準体重より20kgオーバーで、医者からもダイエットを推奨されている」という人など、誰でもとり組めるのが、この断食メニューの新しさでありメリットなのです。

まずは、P・10〜13を確認して、自分に合う断食メニューを判断してください。次に第2章と第3章にしっかり目を通してから、この実践編を始めていきましょう。

ずぼら断食の進め方

ずぼら断食の実践中は、第1～3章で紹介した理論やメンタル面のアドバイスが役に立ちます。以下を参考にして進めていきましょう。

P.10「あなたにおすすめの断食メニューはどれ?」で
自分に合う断食メニューを判断をする

P.67「第3章 みるみる体の変化が見える ずぼら断食のやり方」
をしっかり読む

P.97「第4章 目的別 ずぼら断食おすすめプログラム」で
不食日の過ごし方を確認してずぼら断食をスタート

迷ったり、つらいと感じたときは、
第1～3章を読み返す

ずぼら断食を終えたら、
P.113「第5章 やせた後にも体を維持する最強の生活習慣」へ

ずぼら断食を無理なく実践しよう!

体調を整えたい人におすすめ！8時間断食

断食メニューのひとつ「8時間断食」は、夕食をスープだけにして、翌日の朝食までのおよそ8時間、胃の負担を最小限にすることで体の修復・回復力を高めていく方法です。

体重・体脂肪率ともに適正範囲内だけれど、「最近、顔色が冴えない」「疲れがとれない」など、原因不明の不調を抱えている人におすすめです。また、断食に興味はあるけど、「24時間断食」や「30時間断食」にとり組むのは不安という人も、まずは「8時間断食」から始めてみるといいでしょう。

スープの内容は、野菜をはじめとする消化に時間のかからないものならなんでも大丈夫

です。ただ、ヘルシーなイメージのあるこんにゃく、肉や魚がメインのものは消化に時間がかかるので避けるようにしてください。

夕食が就寝1〜2時間前になってしまう場合は、具なしのスープが基本です。味つけで何にしようか迷うなら、出汁をベースにしたスープにしましょう。かつお節や昆布に含まれる成分が、体を整える働きをアシストしてくれます。市販の出汁パックなら数分で完成しますので手間暇もかかりません。

また、即席みそ汁などを活用してもOK。もし味が濃いと感じた場合は、付属のみそを減らすなど薄味に調整をしてみてください。

8時間断食のやり方

食べる時間に合わせて、夕食を野菜入りの薄味みそ汁や具なしの出汁スープなどにする方法です。減量目的というよりも体質改善におすすめです。

	1日目（不食日）	2〜5日目（良食日）	6〜7日目（美食日）
朝	無糖のヨーグルトや季節の果物	無糖のヨーグルトや季節の果物	好きなもの
昼	おかずのみ	おかずのみ	好きなもの
夜	スープのみ	野菜メインの料理やスープ	好きなもの

アルコールOK！　アルコールOK！

スープの選び方

夕食の時間が……

寝る直前〜2時間以内	寝る2時間以上前
具なしの出汁やスープなど	野菜入りの薄味みそ汁など

8時間断食を楽にするポイント

楽にするポイントは昼食を食べ過ぎないこと

夜はスープだからといって昼にガッツリ食べると、血糖値の乱高下が起きて余計に食欲が湧いてきます。昼食には良食日の昼メニューと同様、野菜とたんぱく質を中心としたおかずを食べましょう。

体質改善&微減量はこれ！16時間断食

断食メニューのひとつ「16時間断食」は、不食日の夜だけを食べないで過ごすことで、胃を空にする時間を長く保ち、脂肪燃焼スイッチをオンにしていきます。

「最近、体重がじわじわと増加気味」「腰の肉がつかめるようになってきた」など、一時的に増加しているウエイトのコントロールをしたい方に向いている方法です。

夜食べないだけのとてもシンプルな方法なので、迷うことは少ないかと思います。ただ気をつけて欲しいのが、「夜食べられないから」という思考になると、昼にたくさん食べる選択をしがちになること。「夜食べないんだか

らこれぐらい」と、ごはんもしっかり食べてデザートつきのセットメニューを選ぶと血糖値の乱高下が起き、それが食欲のコントロールを難しくすることに。「夜食べないだけ」だったはずの断食が、「何か食べたくてしかたない」という苦行になってしまいます。夜を楽に過ごすためにも、昼食は良食日と同じおかずのみにしておきましょう。

また、ずぼら断食終了後も、フレンチのフルコースを食べたとか、遅めの時間にラーメンをガッツリ食べたという日の翌日にこの断食を行うと、体の調整がしやすくなるので、ぜひ覚えておいてください。

16時間断食のやり方

朝と昼は良食日メニューにして、夜は何も食べずに水だけを飲んで過ごします。これで脂肪燃焼スイッチが入る、とプラス思考で乗り切りましょう。

	1日目（不食日）	2〜5日目（良食日）	6〜7日目（美食日）
朝	無糖のヨーグルトや季節の果物	無糖のヨーグルトや季節の果物	好きなもの
昼	おかずのみ	おかずのみ	好きなもの
夜	なし	野菜メインの料理やスープ	好きなもの

アルコールOK！　　アルコールOK！

16時間断食を楽にするポイント

朝と昼に食べ過ぎない

「夜食べないからその分を朝や昼に」と考えるのは"蓄積型の思考法"です。夜を楽に過ごすために朝と昼はいつも通りが正解です。

不安なら昼食は遅めにとる

空腹の時間が長くなることに不安感や抵抗感があるようなら、昼食を14時や15時など少し遅めにとるのもひとつの手です。

夜の空いた時間に何をするか決めておく

夕食のメニューを考えたり、材料を買いに行ったり、食べたりしていた時間が浮きます。何をしようか事前にリストアップしましょう。

夜更かしはせず早めに寝る

空腹感に振り回されないため、そして、体の修復・回復能力をさらに高めていくために、不食日は特に睡眠の質を高めましょう。

8時間・16時間断食が体に与える影響

夕食をスープだけ、あるいは食べないだけで、体質から変えていけるのかと疑問に思った人がいるかもしれません。しかし、以前の食生活と比べてどうでしょうか。こぶし2つ分の食事にすることで、食べる量そのものが減っているはずです。

2009年、アメリカの学術雑誌『Science』に掲載され、その後も研究が行われている有名なアカゲザルの実験があります。一方の群れには普通の食事を、もう一方の群れにはカロリーを30%抑えた食事を与え比較実験したところ、後者のほうが毛並みや姿勢がよく、健康的で若々しいという結果が出ました。つまり、摂取カロリーを抑えたことで、長寿遺伝子とも呼ばれる「サーチュイン遺伝子」の働きがオンになり、細胞を修復する力、活性酸素を抑える働きがアップし、この差を生んだと考えられています。

サーチュイン遺伝子は満腹状態だとオフのままですが、「8時間断食」をすることでスイッチがオンになり体質改善を促します。

さらに「16時間断食」ではサーチュイン遺伝子の働きに加え、脂質代謝がオンになって脂肪を燃焼するモードに切り替わります。体質改善にプラスして体重を少し落としたい人には、「16時間断食」がおすすめです。

8時間断食・16時間断食に1ヵ月間挑戦

8時間断食

50代 さくらさん

| 体　重 | 53.7kg → 52.4kg | **-1.3kg** |
| 体脂肪率 | 21.7% → 20.4% | **-1.3%** |

やせるか半信半疑でしたが、結果が予想以上でビックリ。空腹にすることで翌朝すっきり目覚められることも実感。お通じが快調になったのも嬉しかったです。

| 体　重 | 52.7kg → 50.4kg | **-2.3kg** |
| 体脂肪率 | 34.4% → 33.1% | **-1.3%** |

今回の実践中では野菜をたくさんとったこともあり、排便が毎日あったのは嬉しい変化です。また、いつもある生理中の頭痛がなく、むくみも減った気がします。

40代 ケロタンさん

16時間断食

30代 まりえさん

| 体　重 | 50.3kg → 47.3kg | **-3kg** |
| 体脂肪率 | 24.4% → 22.1% | **-2.3%** |

悩んでいた胃もたれがなくなりました。美食日も良食日の食事にご褒美をプラスするいう感覚を意識したので、健康的に体重や体脂肪が落とせたと思います。

| 体　重 | 56.5kg → 54.6kg | **-1.9kg** |
| 体脂肪率 | 30.1% → 28.6% | **-1.5%** |

実践中は特にお風呂にゆっくりつかり、早く寝ることを心がけていました。睡眠の質が高まったことで、寝起きもよく、疲れにくくなり活動的になった気がします。

50代 まりさん

やせたい人はこれ！24時間断食

断食メニューのひとつ「24時間断食」は、食べないことへの心理的負担を極力減らしながらも、**体質改善＆体重減少の効果を狙って**いきたい人におすすめの方法です。オートファジー（P・32参照）をしっかり働かせ、体を細胞から修復していくとともに、脂肪も燃焼させていきましょう。

この後に紹介する「30時間断食」と比べると、体重の減少がややゆるやかにはなりますが、気長に自分のペースで行いたい人や健康が気になる人に、ぜひひとり組んでいただきたいと思います。

やり方はシンプルで、朝食に無糖のヨーグ

ルト＋果物（または、みそ汁＋納豆など）を食べたら、それ以降、水以外は何も口にしないだけ。**「何を食べたらいいの？」**という迷いがない分、このやり方が楽といい切る人もいますので、それほど不安に思わなくても大丈夫。朝食をとっているので、食べないことによる眠気やだるさ、頭痛などは感じにくいはずです。もし、眠気やだるさを感じるようならP・72を、頭痛が起きたらP・74を参考に、それぞれ対処してください。

空腹時間の長さに比例して体の修復力が高まってくるので、夜は早めに眠れるようタイムマネジメントはしっかりしましょう。

24時間断食のやり方

不食日の朝に、いつも通り無糖のヨーグルト＋果物（または、みそ汁＋納豆など）の朝食を食べて、それ以降は水だけを飲んで過ごします。

	1日目（不食日）	2〜5日目（良食日）	6〜7日目（美食日）
朝	無糖のヨーグルトや季節の果物	無糖のヨーグルトや季節の果物	好きなもの
昼	なし	おかずのみ	好きなもの
夜	なし	野菜メインの料理やスープ	好きなもの

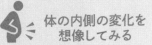

アルコールOK！　　アルコールOK！

24時間断食を楽にするポイント

前日の夜に食べ過ぎない＆しっかり眠る

不食日の食欲を安定させるには、前日の夜の食事と睡眠がとても重要です。暴飲暴食は避け、胃腸に負担をかけない食事を選択しましょう。

昼や夜の空いた時間に何をするか決めておく

食事にかけていた時間が自由になる時間ととらえ、したいことを決めておくと、空腹から意識が逸れて時間を有効に使えます。

体の内側の変化を想像してみる

空腹の時間に、これまで蓄えた脂肪がエネルギーとして使われる脂質代謝スイッチ、体の強力な修復スイッチが次々とONになっています。

注意！ 空腹の時間をある程度長くとっているので、体は吸収のよい状態になっています。翌日の朝食と昼食で、甘いジュースなどのドリンク類、ごはん、パン、麺などの炭水化物は控えましょう。

ガッツリ減量したい人はこれ！ 30時間断食

断食メニューのひとつ「30時間断食」は、僕が提唱してきた『月曜断食』と同じく、前日夜の食事を最後に、起きてから寝るまでの丸1日を水だけ飲んで過ごす方法です。どうせやるなら最大限の効果を出したい！　という人におすすめです。

これまで自由に食べて疲れ切った体に強い刺激を与え、サーチュイン遺伝子、脂質代謝、オートファジーすべての働きをオンにして、体を燃焼型サイクルへと変えていきます。

空腹の時間が長くなるだけ、体を変えていく力も大きくなります。しかし、以前の食生活との振り幅が大きい分、特に最初の1〜2

週目は、体だけでなく心理的な負担を強く感じる人もいるでしょう。そのぶん結果も大きいので、抱えている不調の多い人、大幅な減量を必要とする人、根本から体質を変えたい人に、ぜひチャレンジしてほしいと思っています。

世の中で提唱されている数多くのダイエット方法とは異なり、断食は食べないだけというシンプルなもの。それだけに、不食日にスケジュールを詰め込み過ぎると、ストレスを感じるかもしれません。逆に、時間があり過ぎても空腹が気になってしまうかも。そこは不食日だからといって特別視せず、気楽にいつも通り過ごすよう心がけてください。

30時間断食のやり方

前日の夜の食事を終えた後、不食日は朝から何も食べず、2日目の朝までは水だけを飲んで過ごします。

	1日目（不食日）	2〜5日目（良食日）	6〜7日目（美食日）
朝	なし	無糖のヨーグルトや季節の果物	好きなもの
昼	なし	おかずのみ	好きなもの
夜	なし	野菜メインの料理やスープ	好きなもの

アルコールOK！ アルコールOK！

30時間断食を楽にするポイント

やることがなければ早く寝てしまおう

時間があるからといって無理に活動的になる必要はありません。寝てしまえば空腹も気にならず、体の修復や回復をしっかりと行えます。

空腹で眠れないときは白湯を飲もう

お腹が空き過ぎて眠れないときには、温かいものを飲むのがおすすめ。空腹を落ち着かせる効果があるので、白湯を味わうように飲みましょう。

もしもだるさや眠気頭痛を感じたら……

断食の時間が長くなると、不調が出てくる場合もあります。だるさや眠気の対処法はP.72を、頭痛の対処法はP.74を参考にしてください。

注意！ 食事をしないと、消化の際に発生する熱も生まれないため、普段よりも体が冷えを感じやすくなります。そのときは服を一枚多く着るなど、体を冷やさないように気をつけましょう。

24時間以上のずぼら断食が ダイエット&体質改善に効く

空腹時間が16時間を超え、24時間、30時間と長くなると、脂肪燃焼モードが強くなります。体内にあり余っている脂肪を燃やす力が増加し、体重や体脂肪率の減るスピードがより速く、効率化されていくのです。

たくさんの人が『月曜断食』で成功した理由のひとつが、結果の出る速さではないでしょうか。以前、鍼灸院に通われている人の変化に接する機会がありましたが、週単位で体のシルエットが変わり、体質が整っていく様子に感動すら覚えました。ほかにも2週間後にきた最初の月経が驚くほど軽かった、腰の痛みや倦怠感といった長年の悩みが短期間で

解消されたなどの声も聞いています。

ですから、スピード感を持って体を変えていきたい、長いスパンで頑張るのが難しいと思う人には、「24時間断食」や「30時間断食」をおすすめします。

もし、やってみて、「かなりつらい」「早々にドロップアウトしそう」なときは、週で「24時間断食」を「16時間断食」に、「30時間断食」を「24時間断食」に変えてみましょう。反対に、「24時間断食」なんて余裕だったという人が、翌週「30時間断食」にチャレンジするのもありです。自分の体と相談しながら最適な方法で続けてください。

24時間断食・30時間断食に1ヵ月間挑戦

24時間断食

40代
江里さん

| 体　重 | 44.2kg → 42.0kg | -2.2kg |
| 体脂肪率 | 27.1% → 25.0% | -2.1% |

昼はたんぱく質、夜は野菜スープをメインにし、食事をするタイミング（本当に空腹か？）を考えて食べるようにしました。美食日には自作のパンをつくって食べる楽しみも忘れませんでした。

| 体　重 | 59.9kg → 58.05kg | -1.85kg |
| 体脂肪率 | 33.0% → 32.1% | -0.9% |

食事の内容や就寝時刻には特に気を配り、体がすっきりして気持ちいい感覚を忘れず節制しようと心がけました。空腹感は気持ちよく、翌朝のヨーグルトがとてもおいしく感じられました。

50代
ヨネヤマさん

30時間断食

50代 もとがや
真理子さん

| 体　重 | 56.5kg → 52.4kg | -4.1kg |
| 体脂肪率 | 31.3% → 29.6% | -1.7% |

結果が出たことで自己肯定感がアップしました！ ずぼら断食でやせられる安心感があり、「やせなきゃ」と考えなくなったことも大きいです。肌質がよくなったのも嬉しいです。

| 体　重 | 59.0kg → 55.0kg | -4kg |
| 体脂肪率 | 33% → 29% | -4% |

すぐに体重や体調によい変化があったため、「今まで何をやってもダメだった」「もうどうしようもないのかも……」という焦りのような精神状態が消え、楽しんでとり組むことができました。

40代
eriさん

50代
ひなさん

| 体　重 | 65.1kg → 60.1kg | -5kg |
| 体脂肪率 | 35.8% → 35.6% | -0.2% |

爪が白くもろかったのですが、特にケアしなくても健康的なピンク色になり、爪が欠けることも滅多になくなりました。精神面ではイライラが減ったと思います。最終的に-5kgを達成できました。

Column

コンビニで買える
おすすめメニュー

ダイエット中はヘルシーなものを手づくりしなくちゃ、などと
自分を縛りつけなくて大丈夫。手軽で便利に利用できるものを
どんどんとり入れて、楽に食習慣を変えていきましょう。

サラダチキン

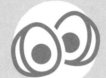

ゆで卵・味つき卵

野菜の煮物

キムチ

枝豆

おでん

みそ汁・カップスープ

野菜スープ

サラダ

第 **5** 章

やせた後にも体を維持する
最強の生活習慣

ずぼら断食のメソッドで手に入
れた燃焼型の体質を維持し、こ
れからも健康で快適な心身で居
続けるために、大切なことをお伝
えします。

1カ月経ったら、続ける？ やめる？

第5章は、ずぼら断食後に繰り返し読んで欲しい内容をまとめました。人間は忘れやすい生き物です。せっかく頑張って手に入れた今の体を元の状態にリバウンドさせないためにも、この章をときどき読み返すことを強くおすすめします。

まず、ベースとなる1ヵ月が終了したらどうすればいい、と気になるところですよね。

体重や体脂肪率が目標に近づいていて、悩んでいた不調が改善した、あるいは完全に不調はなくならないけどいい方向に変化があったという場合は、ずぼら断食のプログラムを終了し、新しい食習慣へと移行してください。

もし、目標体重に届かなかった人、また不調や体質の改善まであと一歩の人、大幅減量したい人は、このまま継続することをおすすめします。もちろん、とり組む不食パターンを変更しても大丈夫。実践中に空腹時間が長くて辛かった場合は、実践したずぼら断食より短い時間のものをやってもいいでしょう。

ここで断念せず、続けることが大切です。ずぼら断食終了後は、月に1回ずぼら断食を行うだけでも、体重・体質の維持やコントロールが簡単になります。自分の目標やライフスタイルに合わせて、最適な過ごし方を選んでみてください。

ずぼら断食は1ヵ月で終了? 継続?

ずぼら断食は、体質を変えていくことを考慮して最低実施期間を1ヵ月に設定しています。1ヵ月が経過したら、以下をチェックしましょう。

目標体重をほぼ達成した	YES ・ NO
悩んでいた不調がほぼ改善した	YES ・ NO

＼ 続けよう! ／

➡ 両方YESだった人

第5章をしっかり読んで
新しい食習慣をスタートさせましょう!

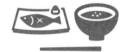

➡ 1つでもNOがあった人

＼ 頑張れそうなら
続けよう! ／

あとひと息というときは、もう1ヵ月延長します。ここまで続けてきて得られた体型や体質の変化が、継続の後押しをしてくれるのでご心配なく!

終わった後もこぶし2つ分を守る

ずぼら断食を終えたら何はともあれ、ここまで続けた自分を褒めてあげてください。ずぼら断食を実践したあなたの体は、確実にやせ体質へと変化しています。せっかく頑張ったのですから、完全に元の生活に戻ってしまってはもったいない。忘れないでください、ずぼら断食以前の食事や生活スタイルが、あなたの体をつくっていたということを。

今後については、お腹がパンパンにならない、腹八分目の目安であるこぶし2つ分の食事量を守るようにしましょう。そして、ずぼら断食で身につけた身体感覚を維持していくことを心がけてみてください。

ここでいう身体感覚というのは、食べ過ぎると苦しくて動けない、食べる量を適量にすると体が軽くて楽といったような、ずぼら断食中に得た気づきのことです。

プログラムをやり終えた後は、身体感覚がマックスまで研ぎ澄まされているはず。まずは、良良日に食べていなかった主食の炭水化物を昼食から復活させてみましょう。どのくらいが適量かなど、体と相談しながら探っていき、その変化を敏感にキャッチすることが大切です。自分なりの答えが見つかったら、次は朝食や夕食でも同じように適量を探り、新しい食習慣をつくり上げてみてください。

ずぼら断食終了後、炭水化物の戻し方

ずぼら断食を終えた後は、美食日以外にとらないようにしていた、ごはん、パン、麺類などの炭水化物を徐々に食べるようにしていきます。

最初は、昼食から

炭水化物をとるようにするのは、まず昼食から。以下のチェックポイントを意識して食べるようにしてみましょう。

チェックポイント

☐ お腹が苦しくならない適量（腹八分目）で食べ終えることができる。

☐ ウエイトコントロールに響かない量がわかった。

☐ 午後も快適に動ける適量を把握できた。

/ すべてにチェックがついたら、次の段階へ \

次は、朝食または夕食にとり入れよう

上記チェックポイントを参考にして、朝食や夕食にも炭水化物を。必ず食べるのではなく、あくまでも自分の体と相談しながら食べることが大事。特に、夕食はP.118を参考にして、選択していきましょう。

夕飯は寝る時間から逆算して調整しよう

食事と同様、新しい生活スタイルとして、日付が変わらないうちに眠る習慣が根づいていることを願います。代謝のよい体を維持していくためには、良質な睡眠が大切です。ずぼら断食を終えた後も、この習慣は継続するよう心がけてください。

もうおわかりのように、よく眠るためのカギを握るのは夕食です。胃を空に近い状態にして寝ることで、体は修復を行ないます。いわば、毎日体をリセットして、ニュートラルな状態に戻しているのです。今後も習慣を維持していくためにも、夕食をコントロールするのが重要になります。

考えるべきことはシンプルに2つ。**食べる時間に合わせた食事の量と質**です。

例えば24時に寝る場合、逆算して4時間前の20時までに夕食を食べ終えるのがベストです。このとき、肉や魚のたんぱく質を含むおかずも食べて問題ありません。ごはんなどの炭水化物は、食べてから眠るまでにどのくらい活動するかによって量を調整しましょう。

食べ終わる時間が22時近くになるようなら、野菜メインの料理やスープにしてください。

このように、自分が寝る時間から逆算して、食事の内容や量を決められるようにしておくことが、理想です。

夕食は、頭脳戦で攻略する

もちろん、体の状態をチェックすることが何より大事ですが、夕食は頭脳を使って戦略的にメニューを組み立てることも必要です。

20時

たんぱく質を含むおかずはOK

寝る4時間以上前までなら、肉、魚、卵などのたんぱく質を食べてもOKです。

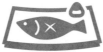

炭水化物はcase-by-case

あとは寝るだけ……

食後の活動量が少ない日は、炭水化物の量をいつもより3口少なめにしておきましょう。

宅トレや頭脳労働あり

食後に散歩や筋トレで体を動かす、仕事で頭を使うときには通常量の炭水化物をどうぞ。

22時

野菜料理なら食べてもOK

寝る2時間前になったら、良食日の夕食で食べていた野菜メインの料理に。

24時

日付が変わる前に就寝！

『水と睡眠』が燃焼型の体質を維持するコツ

ずぼら断食によって、燃焼型のやせやすい体質になった後、再び蓄積型の太りやすい体質に戻りたいと考える人はいないと思います。

無理なく燃焼型の体質をキープしていくために必要な2つのポイントがありますので、しっかりと押さえておきましょう。

1つ目は、水分補給です。1日1・5〜2ℓの水を飲むという習慣は、ずぼら断食中の期間限定ではなく、一生続けたい習慣です。

なぜなら、代謝のよい体を維持していくには、水が絶対に必要だからです。

体の約60％は水分でできていて、その大半が細胞内にあります。細胞を新しく生まれ変

わらせるためには代謝が重要であり、体内の水分を失うことは、代謝を鈍らせる原因となってしまいます。2ℓという量だけ聞くときつく感じますが、1口は約50㎖なので、1時間に2口ほど飲めば、起きている時間に大体1・8ℓくらい飲む計算になります。そういわれると、少し実践できそうな気がしてきませんか。

2つ目は、やはり質のよい睡眠です。胃を空に近い状態にして眠ることで体の修復・回復力が上がります。毎日、体をリセットしてニュートラルな状態を維持していくためにも、睡眠は何より大切なのです。

水を飲んでエネルギーを生み出す体に

不食や食べる量を適正に保つことで、エネルギー生産の要であるミトコンドリアが活性化し、その働きをさらに高めるために水が必要です。

体内でもっとも水を必要とするのが細胞

⬇ 体にとり込まれた水分（体内水）のうち、3分の2が細胞で使われます。

各細胞のミトコンドリアがエネルギーを生み出す

⬇ 細胞のミトコンドリアで生産されるATPは「生体のエネルギー通貨」と呼ばれ、ATPが多いほどエネルギーに満ちた元気な体に。

代謝力の高いやせやすい体を維持

ATPの生産過程で生まれる代謝水が多いほど健康で、肌も潤いに満ち、若々しくやせやすい体を維持できる。

睡眠で毎日体をリセットする

就寝中に体は修復を行って「人は寝ている間にやせる」し、「寝ている間に健康になる」ので、質のよい睡眠を継続することが大切です。

ストレスなどによって細胞が炎症を起こす

⬇ ストレスや喫煙、不規則な生活などによって増えた活性酸素が細胞を傷つけて炎症が起こる。また、脂肪細胞からも炎症を促す物質が分泌。

炎症を放置していると病気の原因に

⬇ 炎症した状態が長期間続き、それを放置したままでいると、糖尿病、動脈硬化、アルツハイマー型認知症の可能性を高めるといわれています。

炎症が自力で治せるうちに修復を！

簡単に治せるうちに体内の炎症を鎮めていくことが重要。その大きな役割を果たしているのが睡眠です！

毎週月曜日は体重計に乗ろう

意外と多いリバウンドの原因のひとつに、体重計に乗らなくなったというのがあります。

体重を表す数字がストレスになることもあるため、ずぼら断食にはあえて体重を計る項目は入れていません。ですが、定期的に体重を計るのはリバウンド防止に繋がります。

とはいえ、神経質になって毎日体重計に乗る必要はありません。ずぼら断食と同様に、1週間1サイクルで考えてみましょう。仮に月曜日を不食日に設定していたなら、その朝を体重測定の日にするのがおすすめです。

月曜日の朝に測った体重は、1週間の答え合わせであり、これから始まる1週間の指針

にもなります。もし1週間の中で食べ過ぎた日があっても、同じ週のうちに帳尻を合わせる調整の仕方で十分なのです。

例えば、先週より500g体重が増えていたとします。こぶし2つ分の食事をしていたか、寝る時間から逆算して夕食を食べていたか、色々と思い返してみましょう。それを踏まえ、今週をどう過ごしていくかを決めます。増えた500gを減らしていきたいなら、夕食にスープ断食をとり入れてみるのも手ですし、1週間を通して胃を空にして寝ることを意識するのでもいい。自分に合ったやり方で、早めに調整することが大切です。

週1回の体重測定でリバウンド防止

現状把握は、体重をキープしていく大切な要素です。でも、毎日計測して一喜一憂する必要はありません。週1回の習慣で十分なのです。

毎週、同じ曜日の朝に体重を測る

先週より増えた

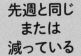

先週と同じ
または
減っている

いい習慣が続いています。今週も前向きに、その調子で頑張りましょう！

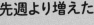

500g以内の増加

・炭水化物の量を毎食2口ずつ減らす

・水の摂取や睡眠が疎かになっていないかチェック

500g以上の増加

・体重計測日の夜に8時間断食か16時間断食をする

・夕食の炭水化物は控えめにするかなしにする

・今週は早めの就寝と水2ℓの摂取を意識して過ごす

好きなものを食べる日を
きちんとつくろう

良食日と美食日の心地よい関係性を、ずぼら断食後も上手く取り入れていってほしいです。毎日がご馳走では胃腸は疲弊してしまいますので、平日は体に必要な栄養素を取り入れるための「体を満たす食事」、休日は幸福度があがる「心を満たす食事」を楽しむことをおすすめします。平日に胃腸を労わる食事があるからこそ、休日に思い切り好きなものを食べることを満喫できるのです。

もし間食の回数や脂っこい食事の頻度が上がってしまったときは、ずぼら断食中に味わった、良食日があるからこそ美食日が楽しみになり、食に対する幸福度が高まったあの感

覚を思い出してください。

反対に、体重や体型をキープしたいからと、休日まで節制した食事にすることはおすすめしません。世の中にはおいしい食べ物がたくさんありますし、食べることは人生の楽しみです。ずぼら断食は、人生を楽しむためにある、ということを忘れないでください。

食べると命を損なうもの以外、食べていけないものはありません。添加物の気になるジャンクフードだって、食べ方次第。これからはどうぞ、食べたいものをどう楽しむかを探求して、自分なりの食事のルールを構築していきましょう。

自分流の美食を楽しむために

好きなものを自由に食べるのが美食なのではなく、自分の体にとってのベストを保ちながら食を楽しむことこそが本当の美食です。

食事は1週間で
バランスをとる

ずぼら断食が1週間1サイクルであったように、食べ過ぎなどで胃腸に負担をかけたときは1週間の中で調整しましょう。

ときには、
ファッションから
食を楽しむ

気になっていたレストランに予約をして、その場に似合う服を選んで、特別な食事を楽しむ時間もつくりましょう。

お取り寄せなどで
こだわってみる

「週末はお取り寄せした○○を食べよう」というご褒美が、平日の良食を崩さないモチベーションにもなります。

好きなものを食べながら健康も維持できる
自分に合った最高の食事法を見つけよう！

おわりに

ずぼら断食は、ある人にとってはダイエットであり、別の人にとっては胃腸の働きを正常化させるための食養生であり、また別の誰かにとっては健康管理の方法であるかもしれません。

受け止め方は人それぞれにあって当然ですが、どなたにも共通するのは、ずぼら断食によって健康になった、という確かな実感です。

本書の中で「思考は現実化する」という話をしたように、僕は頭の中で今、数十年先の未来を見ています。

ずぼら断食がブームではなく文化になり、胃腸の休息日という考え方が浸透した未来では、多くの人が健康を手に入れています。やりたいことに出会ったときに、すぐ動き出せる体とメンタルが備わり、不調や痛みによって行動を妨げられない自由を手にし、人生を謳歌しているのです。

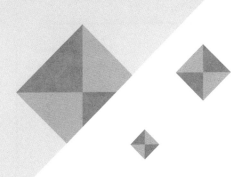

もっと大きな視点から見れば、健康長寿が当たり前の世の中になり、ずぼら断食で健康になる人が増えることで大幅に削減された医療費を、シニア世代の生きがいや子どもたちの教育に費やすことができるようになっています。より住みやすい世の中を実現するためのインフラや社会福祉が充実し、世界中の人たちに日本に住みたいといわれるような未来がそこにはあります。

今はまだ、大げさだと笑う人がいるかもしれませんが、僕はいつでも大真面目です。思い描く未来に一歩でも近づくために、これからも考えることをやめず、常に進化しながら、多くの人の健康を支えるための活動を続けます。

最後になりましたが、月曜断食やずぼら断食で出会ったすべての人に、感謝の言葉を贈ります。そして、これからもみんなが健康でいることを強く願っております。

ダイエット専門鍼灸院ハリエット総院長　関口　賢

127

関口 賢 (せきぐち・まさる)

1985年、千葉県千葉市生まれ。ダイエット専門鍼灸院ハリエット代表。サッカーの名門・市立船橋高校でサッカー漬けの日々を送り、2007年、東京メディカル・スポーツ専門学校鍼灸師科卒業。中国式鍼治療専門店ハリー(HURRI)の王尉青先生に弟子入り。2010年、関口鍼灸治療院HEAL the WORLDを銀座にオープン。2019年、ハリエットに改称し、六本木、名古屋にもオープン。歌手・モデル・タレントなどのボディマネジメント・ダイエットアドバイザーとしてサポートし、プロサッカー選手、プロゴルファーのトレーナー活動などでも活躍。のべ10万人の臨床経験を生かし、時代に合った鍼灸の確立と、日本の医療費削減を目指す。

【ハリエット】 https://harriet-ginza.com/

【参考文献】　『月曜断食「究極の健康法」でみるみる痩せる!』(著者 関口 賢・文藝春秋)
　　　　　　　『月曜断食ビジュアルBOOK』(著者 関口 賢・文藝春秋)
　　　　　　　『書き込み式でみるみる痩せる! 月曜断食ノート』(著者 関口 賢・宝島社)
　　　　　　　『月曜断食やってみたらスルッとやせました。アラフォーでも体型キープできてます』
　　　　　　　(監修 関口 賢 漫画 おにぎり2525・KADOKAWA)
　　　　　　　※このほかにも、多くの書籍やWebサイトを参考にしております。

【STAFF】　　編集　　　　　　森田有紀、矢ヶ部鈴香、塩屋雅之(オフィスアビ)
　　　　　　　編集協力　　　　今富夕起 尾下瑞姫(ハリエット)
　　　　　　　装丁・デザイン　成富英俊(成富デザイン事務所)
　　　　　　　カバーイラスト　あなんさとし
　　　　　　　校正　　　　　　玄冬書林

専門家がしっかり教える 図解 やせる食べ方
2023年12月10日　第1刷発行

著　者　　　関口 賢
発行者　　　吉田芳史
印刷所　　　株式会社光邦
製本所　　　株式会社光邦
発行所　　　株式会社日本文芸社
　　　　　　〒100-0003　東京都千代田区一ツ橋1-1-1 パレスサイドビル8F
　　　　　　TEL.03-5224-6460[代表]
　　　　　　内容に関するお問い合わせは、小社ウェブサイト
　　　　　　お問い合わせフォームまでお願いいたします。
URL　　　　 https://www.nihonbungeisha.co.jp/